杏林治验系列

小儿疾病辨治精粹

主　编　叶国华　许柏华

副主编　黄文珍　陈宏睿

编　委（以姓氏笔画为序）

邓应宗　叶国华　叶慧诗　许柏华

李祖辉　陈宏睿　莫容如　黄文珍

梁峻铭　谢树斌

人民卫生出版社

·北　京·

图书在版编目（CIP）数据

小儿疾病辨治精粹 / 叶国华，许柏华主编．-- 北京 ：人民卫生出版社，2025. 11. --（杏林治验系列）.

ISBN 978-7-117-38789-7

Ⅰ. R272

中国国家版本馆 CIP 数据核字第 2025SL1761 号

人卫智网	www.ipmph.com	医学教育、学术、考试、健康，购书智慧智能综合服务平台
人卫官网	www.pmph.com	人卫官方资讯发布平台

杏林治验系列

小儿疾病辨治精粹

Xinglin Zhiyan Xilie

Xiaoer Jibing Bianzhi Jingcui

主　　编：叶国华　许柏华

出版发行：人民卫生出版社（中继线 010-59780011）

地　　址：北京市朝阳区潘家园南里 19 号

邮　　编：100021

E - mail：pmph @ pmph.com

购书热线：010-59787592　010-59787584　010-65264830

印　　刷：三河市宏达印刷有限公司

经　　销：新华书店

开　　本：710 × 1000　1/16　　**印张**：13

字　　数：206 千字

版　　次：2025 年 11 月第 1 版

印　　次：2025 年 11 月第 1 次印刷

标准书号：ISBN 978-7-117-38789-7

定　　价：55.00 元

打击盗版举报电话：010-59787491　E-mail：WQ @ pmph.com

质量问题联系电话：010-59787234　E-mail：zhiliang @ pmph.com

数字融合服务电话：4001118166　E-mail：zengzhi @ pmph.com

前言

中医药学是中华民族的瑰宝，凝聚着数千年来医家智慧的结晶。在儿科领域，中医以其独特的理论体系和丰富的临床经验，为儿童健康事业提供了重要保障。小儿脏腑娇嫩，形气未充，疾病传变迅速，其生理病理特点与成人迥异。如何立足传统、守正创新，将中医经典理论与现代医学实践相结合，构建系统化、实用化的儿科诊疗体系，是当代中医人肩负的重要使命。

本人有幸参与该书的编写，本书以“传承精华，守正创新”为核心理念，坚持“立足经典，结合临床，注重实用”的指导思想，以历史脉络为主线，系统阐述中医儿科学的形成与发展。从远古时期的医学萌芽，到《五十二病方》《小儿药证直诀》的奠基，再到明清温病学说的完善，完整呈现了中医儿科理论体系的构建过程。专章探讨了岭南中医儿科的独特发展路径，结合地域气候与人文特点，分析其学术流派的形成与创新。同时，本书还聚焦临床实践，以小儿感冒、咳嗽、肺炎喘嗽、哮喘、小儿腹痛等常见病证为核心，详细解析其病因病机、辨证要点与治疗方法等。每章均以经典理论为纲，辅以名中医验案，结合现代药理研究与临床循证证据，形成“理-法-方-药-案”一体化的诊疗框架。例如，在“肺炎喘嗽”章节中，既阐释中医经典理论，又纳入现代病原学与影像学诊断思路；在“哮喘”章节中，既强调“痰饮内伏”的传统病机，又结合气道高反应性、免疫调节等现代医学理论，体现古今交融的学术思想。

本书的编撰凝聚了编写团队对中医儿科的热忱与思考。我们深知，传统医学的传承非一朝一夕之功，临床经验的提炼更需千锤百炼。本书虽力求完善，囿于本人水平有限，难免存在疏漏之处，恳请读者不吝指正。期待本书能成为中医儿科工作者案头的一盏明灯，为守护儿童健康、推动中医儿科传承发展略尽绵薄之力。

叶国华

目 录

第一章　儿科源流与学科建设

一、概　　述

中医儿科学是运用中医理论研究儿童生长发育、疾病预防、诊断和治疗的一门临床学科。它融合了中医学的脏腑、经络、气血津液等理论，系统地反映了中医辨证论治的特点，是中医学不可或缺的一个重要组成部分。中医儿科学运用中医理论和方法，通过望、闻、问、切四诊合参，对儿童疾病进行辨证施治，旨在调整机体内在环境，恢复阴阳平衡，从而达到预防和治疗儿童疾病的目的。其研究范畴不仅限于疾病的诊断和治疗，还包括儿童生长发育规律、儿童保健、儿童心理行为等方面的研究。

中医儿科学的研究对象是从出生到青春期的儿童，重点关注婴幼儿及学龄前儿童。中医儿科学强调从整体观念出发，认为儿童疾病的发生、发展与儿童的生理病理特点密切相关。儿童脏腑娇嫩，形气未充，易受外邪侵袭，且病情变化迅速，治疗需及时、准确。

二、儿童生理病理特点

儿童的生理病理特点与成人有显著不同，主要表现为以下几个方面。

（一）脏腑娇嫩，形气未充

儿童的脏腑功能尚未完全发育成熟，尤其是肺、脾、肾三脏的功能较为薄弱。肺主气，外合皮毛，易受外邪侵袭；脾主运化，为后天之本，易受饮食不节的影响；肾主生长发育，儿童的生长发育依赖于肾气的充盛。

（二）生机蓬勃，发育迅速

儿童处于快速生长发育阶段，新陈代谢旺盛，对营养物质的需求量大，但脾胃功能尚未健全，易出现消化不良、营养不良等问题。

（三）易虚易实，易寒易热

儿童体质娇嫩，易受外邪侵袭，病情变化迅速，往往表现为虚实夹杂、寒热错杂的特点。

三、儿科疾病专科发展源流

（一）中医儿科学的整体发展脉络

中医儿科学的源头可追溯至殷商时期，殷墟甲骨文中已出现“儿”“幼”等字，以及“蛊”“子疾首”等小儿疾病的记载，表明先民已对儿童疾病有所关注。这些零散的记录虽未形成体系，却标志着人类对小儿健康的早期探索。

春秋战国时期，医学分科意识增强，扁鹊在秦国“为小儿医”（《史记·扁鹊仓公列传》），其“随俗为变”的实践，体现了对儿童生理特点的初步认知，为儿科从医学体系中分化奠定了基础。此时的医学典籍《黄帝内经》（以下简称为《内经》）虽非儿科专著，却为儿科学奠定了理论基石。《灵枢·天年》提出“人生十岁，五脏始定，血气已通，其气在下，故好走”，生动地描述了小儿生长发育规律；《灵枢》记载“婴儿病，其头毛皆逆上者必死”，通过毛发状态判断病情预后，展现了早期儿科诊断的直观性。汉代张仲景所著的《伤寒论》虽以成人病为主，但其“治未病”的思想及方剂（如理中丸、四逆散）为后世儿科脾胃病治疗提供了重要思路。

魏晋时期，战乱导致人口迁徙，中原医学与南方本土经验交融，岭南地区开始积累针对湿热病的防治经验。葛洪《肘后备急方》作为这一时期的代表，虽为急救手册，却记载了大量儿科内容，如其中提到治小儿卒腹痛方用熬盐熨其腹的方法治疗，开创了儿科外治法的先河；小儿脐风则采用烧蜂房末，猪膏和敷脐中的方法，体现了草药外敷的早期应用。这些简、便、验、廉的治法，成为岭南医学务实风格的源头。

隋唐时期，儿科正式进入专科化发展阶段。隋代太医署设立“少小科”，学制五年，培养专门的儿科医生，标志着儿科教育纳入官方体系。唐代孙思邈所著的《备急千金要方》专设“少小婴孺方”，首论“生民之道，莫不以养小为大”，强调初生儿护养的重要性。书中收录儿科方剂多首，涵盖胎疾、惊风、疳积等病证，如书中提到治小儿头面身体诸疮，用黄柏、黄连各一两，研末，猪脂调敷等，该书为后世儿科外治法提供了丰富经验。孙思邈还提出小儿盛寒多啼、小儿热痢等病证分类，初步建立了儿科辨证的框架。

宋代是中医儿科学的第一个黄金时代，专科理论与临床实践取得重大突破，形成了影响深远的学术流派。钱乙作为寒凉学派代表，其《小儿药证直诀》创立五脏辨证体系，将复杂的儿科病证归于心、肝、脾、肺、肾五脏论治，提出心主惊、肝主风、脾主困、肺主喘、肾主虚，条理清晰，便于临床应用。针对小儿"易虚易实、易寒易热"的特点，钱乙反对滥用温补，善用甘寒柔润之法，如用六味地黄丸补肝肾阴虚，泻白散清泻肺热，导赤散清心利水，这些方剂至今仍是儿科常用方。

与钱乙同时代的陈文中则倡导温补，针对当时小儿因禀赋不足或过用寒凉导致的虚寒证，提出"益黄散"（陈皮、丁香、诃子等）温中祛寒，"理中丸"温补脾胃，形成温凉两大学派并立的格局。南宋刘昉编纂的《幼幼新书》堪称儿科集大成之作，内容涵盖病因病机、诊断治疗、养护调摄等。值得注意的是，刘昉结合岭南"土卑湿、多瘴疠"的环境，强调"湿热伤脾"的病机，在治疗小儿泄泻时，常将健脾药与清热利湿药配伍，如"白术散"与"黄连汤"合用，这种"健脾护湿"的用药思路，成为地域化儿科理论的重要源头。《幼幼新书》作为太医署指定教材，其影响力超越岭南，成为全国儿科医家的"临床指南"。

明代医家在继承宋代经验的基础上，进一步完善儿科理论体系。万全提出三有余四不足理论，即肝常有余，心常有余，阳常有余；脾常不足，肺常不足，肾常不足，阴常不足，强调小儿生理上心肝阳常亢，脾肾肺阴常虚，治疗上注重调理脾胃，其理论渗透着脾健不在补，贵在运的思想，常用异功散、五味异功散等方剂，通过理气醒脾而非壅补，解决小儿饮食积滞、运化失常等问题，这一理论对岭南儿科重视脾胃的学术思想产生了深远影响。

清代是岭南儿科理论体系成熟的关键时期，陈复正《幼幼集成》的问世成为重要里程碑。陈复正有感于当时惊风辨证的混乱及滥用金石镇惊药的弊端，在书中力辟谬误，创立指纹辨证纲领，将指纹的浮沉、颜色、深浅与病证性质结合，为快速诊断提供了实用方法。在治疗上，陈复正强调顾护元气，扶补脾胃，反对滥用朱砂、雄黄等重镇药，认为小儿元气未充，如草木方萌，攻伐太过则生机受损，推广外治法如吴茱萸敷脐治寒泻、灯火灸大椎穴治发热，这些疗法因安全有效、操作简便，在岭南民间沿用至今。

温病学说的兴起为儿科发展注入新活力，吴瑭《温病条辨・解儿难》提出稚阴稚阳理论，指出小儿"脏腑薄，藩篱疏，易于传变；肌肤嫩，神气怯，易于感触"，丰富了儿科温病的辨证论治体系。在预防医学领域，人痘接种法在明代已具雏形，清代《医宗金鉴》详细记载“痘衣法”“痘浆法”“旱苗法”“水苗法”，通过将天花患者的痘痂研磨后接种，激发人体免疫力，成为世界免疫学的先驱，体现了中医在疾病预防上的卓越智慧。

近现代以来，中医儿科学在西医传入的背景下，开启了融合创新的新篇章。在临床实践中，中西医结合防治儿童常见病取得显著成效，如治疗儿童肺炎时，西医抗菌药物与中医麻杏石甘汤、银翘散联合应用，可快速缓解高热、咳嗽，缩短病程；腹泻治疗中，蒙脱石散与参苓白术散、葛根芩连汤结合，既能吸附肠道毒素，又能健脾、清热、利湿，调节肠道功能。

高等教育的兴起推动了学术规范化，广州中医药大学、北京中医药大学等院校在建校之初便将儿科纳入教学体系，编写统一教材如《中医儿科学》，系统整理历代医家经验，将钱乙五脏辨证、陈复正指纹辨证、万全脾胃理论等纳入教学体系，培养了大批专业人才。科研机构的建立助力理论与药物开发，如对小儿哮喘“夙根”理论的研究，发现其与现代医学的气道高反应性相关，开发出玉屏风散、小青龙汤等制剂的现代剂型，通过调节免疫功能减少发作；对小儿泄泻“脾虚湿盛”病机的研究，证实健脾利湿中药可调节肠道菌群，改善肠黏膜屏障功能。

同时，中医儿科学积极拓展领域，在儿童亚健康调理、生长发育迟缓、孤独症等疑难病症中发挥独特优势。“治未病”理念的普及，促使中医儿科从疾病治疗向预防保健转型，如通过饮食调理、推拿按摩、中药贴敷等方法，改善儿童脾虚、肺虚体质，降低感冒、消化不良的发生率。

（二）岭南中医儿科的独特发展脉络

东晋时期，岭南地区因“瘴疠之地”的环境特点，催生了对湿热病的早期认识。此时期的医者大多采用就地取材、简便实用的岭南医学风格。相关外治法的应用，与岭南潮湿炎热、草药资源丰富的环境密切相关，初步形成了“以简驭繁”的治疗特色。

宋代刘昉作为岭南本土医家，其《幼幼新书》不仅是对全国儿科经验的总结，更融入了岭南地域特色。刘昉生于海阳县（今广东省潮州市），对岭南“土卑湿，气候异”的自然环境有深刻体会，治疗主张健脾为先，祛湿为要，常用茯苓、白术健脾益气，黄连、木通清热利湿，这种配伍原则成为后世岭南儿科治疗脾胃病的基本法则。例如，治小儿伤食泻，用“白术散”健脾，加“六一散”

利湿，既健脾胃又利湿热，体现了地域化诊疗思维的萌芽。

明代是岭南儿科理论体系构建的关键时期，医家辈出，各有创新。薛己《薛氏医案》专论儿科，提出“小儿病多属肝脾二经”，这一观点源于对岭南小儿因湿热导致脾虚肝旺证的观察。岭南气候潮湿，小儿易生湿痰，饮食不节又易伤脾胃，脾虚则肝木易亢，出现惊风、抽搐等症。王纶主张补脾制肝，治急惊风时，在泻肝的钩藤、蝉蜕中加入健脾的党参、白术，认为脾健则肝木自平，风痰自消。这种攻补兼施的治法为岭南儿科处理虚实夹杂证提供了典范。

郑大忠所著的《镌郑先生痘经会成保婴慈录》中针对岭南痧痘（麻疹、天花）流行的现状，总结出“透疹解毒”的治疗原则。他观察到岭南夏季炎热，痘疹多因热毒内伏，兼夹湿邪而起，若透疹不畅，易致热毒内陷，引发肺炎、脑炎等并发症。因此，郑大忠在治疗中强调早期透疹，清热解毒，善用金银花、紫草、连翘等药，其中紫草凉血活血，能助疹毒外透；金银花清热解毒，可预防热毒内攻。清代陈复正《幼幼集成》的贡献在于将岭南儿科理论系统化、规范化。陈复正针对当时岭南医家滥用寒凉攻下的弊端，强调“攻伐太过致中气虚衰，脾不运”，后世把其思想概括为护脾十法，包括饮食调养、慎用寒凉、重视外治等。在惊风治疗中，他批判惊风三十六证的繁琐分类，提出“三搐”学说，将惊风分为“误搐”（因过汗、误下致虚）、“类搐”（外邪引动肝风）、“非搐”（属痫证、厥证），强调多数惊风由脾胃虚弱、外邪侵袭所致，治疗当以疏解外邪、调理脾胃为主，而非一味镇惊。这种化繁为简的辨证思路，极大提高了临床效率。

程康圃《儿科秘要》进一步凝练岭南儿科特色，将儿科常见证候概括为“八证”：风热、急惊风、慢惊风、慢脾风、脾虚、疳积、燥火、咳嗽。每证均详细论述病因病机、诊断要点及治法方药。针对岭南小儿“易生燥火”的特点（与气候炎热、喜食煎炸食物有关），程康圃强调平肝、补脾、泻心三者结合，如“泻心汤”合“导赤散”加减，用连翘、竹叶清心火，白芍、钩藤平肝热，同时加入四君子汤健脾，既清泻火热又顾护脾胃。例如，治小儿口疮（心脾积热证），用黄连、木通清心脾之火，白术、茯苓健脾护中，疗效显著。《儿科秘要》因其简明实用，在岭南儿科界广为流传，成为后世医家临证的“口袋书”。

民国时期，岭南儿科在传承中呈现多元化的发展态势，医家们既继承传统，又吸收现代医学知识，形成了独特的诊疗风格。杨鹤龄所著的《儿科经验述要》，将程氏“八证”扩展为“十八证”，补充湿温、暑温、秋燥、冬寒等岭南特色病证，专论小儿温病。他认为粤地土卑湿，湿温症多见，乃湿邪内伏，化热酿毒，胶着难解，治疗强调轻清透达，宣化湿浊，善用素馨花、白扁豆花等花类药，取其芳香轻透之性，既能清热又不损伤脾胃，如“清透化湿汤”（素馨花、白扁豆花、茯苓、薏苡仁、连翘、薄荷）治疗湿温初起，症见发热、胸闷、舌苔白腻，疗效显著。杨鹤龄还注重岭南草药的应用，如布渣叶清热消积、象牙丝平肝潜阳、独脚金健脾消疳，这些药物的使用体现了“一方水土养一方人”的智慧。

吕楚白、吕安卿在疳积、泄泻治疗中独树一帜。吕楚白善用独脚金等岭南草药。独脚金味甘性平，归脾胃经，能健脾消积、平肝清热，常与瘦肉同炖，作为食疗方治疗小儿脾虚疳积，口感甘甜，易被儿童接受。吕安卿提出“风热痰滞”为小儿外感病四大病因，认为岭南小儿外感常因气候湿热，外风引动内痰、内滞，治疗主张“松通清”法：“松”即松解外邪，用蝉蜕、薄荷；“通”即开通气机，用郁金、石菖蒲；“清”即清泄郁热，用连翘、赤芍。针对小儿感冒夹积证，常用“松通清解汤”（蝉蜕、薄荷、郁金、石菖蒲、连翘、赤芍、山楂、麦芽），既疏解风热，又消积导滞，体现了岭南医学“通补兼施”的特色。

此外，邱熺等医家积极传播牛痘术，在广州等地设立牛痘局，翻译西方免疫学著作，推广疫苗接种预防天花。这一举措将西方医学技术与中医“治未病”思想结合，展现了岭南医学开放包容的特质，推动了儿科传染病防治的现代化进程。

（三）杜明昭流派的百年传承与创新

杜明昭流派作为岭南儿科的核心分支，自20世纪初创立以来，历经四代传承，形成了以“湿热致病，护脾为先”为主的完整诊疗体系，成为岭南儿科的标杆。

第一代传承人：文子源、杜明昭、黎炳南——奠定流派基石。

文子源（1912—1984）出身中医世家，毕业于广东省中医药专门学校，历任广东省中医院副教授。他深耕小儿温病与脾胃病，提出温病初起，邪在卫气，透邪清热为要，兼护脾胃的学术观点。针对岭南小儿温病易夹食积的特点，拟“清透汤”，方中薄荷、连翘透邪清热，山楂、麦芽消积导滞，甘草调和脾胃，解决了“外有表邪、内有积滞”的肺胃同病问题，临床用于治疗小儿风热感冒夹积，症见发热、咳嗽、腹胀、食欲缺乏，疗效显著。治疗泄泻时，文子源紧扣“脾虚湿胜”这一病机，拟“苍苓汤”加减，健脾祛湿，对湿热泄泻、脾虚泄泻均有良效。在麻疹治疗中，他根据病程阶段精准用药：初起用“麻一方”透疹解毒；恢复期用“麻二方”养阴健脾，减少了麻疹后期气阴两虚及肺部并发症的发生。“肺胃同治、护脾消积”的思想成为流派重要学术特色。

杜明昭（1912—1966）是岭南儿科近代奠基人，参与编写全国中医学院儿科部分相关教材，对小儿泄泻、蛔虫病、麻痹症诊治有独到见解。他将泄泻分为湿泻、湿热泻、暑热泻、伤食泻四型，其中暑热泻因“肠胃积热困湿，兼外感暑邪”，病情凶险，常用加味王氏清暑益气汤清热养阴、利湿护脾，挽救了许多危重症患儿。20 世纪 40—50 年代，岭南蛔虫病高发，杜明昭仿《伤寒论》乌梅丸意，自拟“简验梅蜜汤”，乌梅酸收安蛔，蜂蜜甘润缓急，缓缓服下，能迅速缓解蛔虫引起的腹痛，配合驱虫汤剂，服药后 4 小时内蛔虫多随大便排出，此法在缺医少药的年代广泛应用，疗效显著。对于小儿麻痹症（痿证），他分期论治：早期表证期用银翘散加减透邪清热；中期邪毒入里，用“解毒防痿汤”解毒通络；后期痿证期用“扶正化痿汤”配针灸，促进肢体功能恢复，减少了后遗症的发生。杜明昭强调“湿热困脾”是岭南小儿多发病的根源，推广外治法如吴茱萸敷脐治寒泻、灯火灸退热，这些疗法因“简、便、验、廉”，至今仍在基层医疗机构广泛应用，奠定了流派“护脾化湿”的核心思想。

黎炳南（1914—2012）出身惠州医学世家，15 岁随父习医，后任广州中医学院（现为广州中医药大学）儿科教授。他临床注重整体观，善用攻补兼施、寒热并用之法，对顽固性哮喘提出“肺脾肾三脏同治”的理论。急性期用麻黄、杏仁、石膏、黄芩清热涤痰，缓解期用党参、黄芪、熟地、山茱萸健脾补肾，自拟“咳喘平”方剂，既清热化痰又温补脾肾，针对岭南气候潮湿、小儿易生痰湿的特点，临床效果较好。在治疗久咳久热不退时，黎炳南反对一味清热，主张辨阴阳、分虚实：若为阴虚肺热，用沙参、麦冬、桑叶、地骨皮养阴清肺；若为脾虚肺热，用太子参、白术、鱼腥草、桔梗健脾清肺，体现了“治病求本”的辨证思维。他参与审订首批中医教材《中医儿科学讲义》，发表《略论补虚法在儿科的运用》等论文 20 余篇，强调“小儿补虚当辨阴阳气血，不可蛮补”，早年在惠州救治恶性疟疾患者时，通过清热利湿、扶正祛邪，使危重症患者起死回生，其学术思想注重理论联系实际，培养了大批儿科人才。

第二代传承人：罗笑容、林季文——深化诊断与治法创新。

罗笑容作为杜明昭的亲传弟子，出身中医世家，三代祖传，自幼熏陶于中医氛围，1962 年毕业于广州中医学院（现为广州中医药大学）后，一直深耕广东省中医院儿科。她提出“三方综合望诊法”，整合面部、舌象、虎口指纹辨证，通过望山根青暗辨脾虚（山根青主脾虚肝旺）、气池紫暗辨湿盛（气池位于眼下，紫暗为湿痰内蕴），舌体胖大齿痕为脾虚湿盛、舌质红少苔为阴虚内热，为临床辨证提供了直观依据。在治疗湿温病时，罗笑容根据岭南气候特点，创立“罗氏三花汤”，芳香化湿、轻清透热，治疗小儿湿温初起发热、胸闷、舌苔白腻，3~5 剂即可退热，食欲改善；治脾虚泄泻，自拟“苍蚕止泻汤”，健脾祛湿、升清降浊，针对岭南小儿因饮食生冷、潮湿环境导致的泄泻，临床效果较好。她主编的《中医儿科疾病证治》《专科专病中医临床诊治丛书 · 儿科专病》等书，系统整理岭南儿科经验，推动了诊断标准化与治法规范化，其学术思想对岭南乃至全国儿科均有深远影响。

林季文师从文子源，从事儿科临床数十余载，提出“诸病气源理论”，认为小儿脾胃病核心病机为“脾困失运”，即脾胃运化功能受阻，导致湿、积、痰等病理产物堆积。基于此，他创立“楂麦平胃法”，消积化滞、醒脾和胃，治疗小儿食积、厌食、腹胀，疗效确切。在咳嗽治疗中，他总结“治咳七法”，针对不同证型精准用药：风寒袭肺用杏苏散、风热犯肺用桑菊饮、痰湿蕴肺用二陈汤、阴虚肺热用沙参麦冬汤、脾虚痰盛用六君子汤、肺燥伤阴用清燥救肺汤、肺寒饮停用小青龙汤，尤其注重宣通肺气与调理脾胃结合，认为“脾为生痰之源，肺为贮痰之器”，治咳需“培土生金”，如在二陈汤中加入白术、茯苓，既化痰止咳又健脾祛湿，减少咳嗽复发，形成“疏肺理脾”的诊疗体系，丰富了岭南儿科对肺系疾病的治疗手段。

第三代传承人：许尤佳——理论突破与“治未病”的拓展

许尤佳作为罗笑容的入室弟子，在传承基础上提出“儿为虚寒”理论，这一理论的提出源于对岭南小儿体质的深入观察：岭南地区“一岁之间，蒸湿过半”，小儿脾胃本虚，加之现代育儿中过食生冷（如冰饮、刺身）、滥用凉茶（如夏枯草、金银花露），导致中阳受损，形成积滞、湿滞、寒凝等证。基于此，他创立“升气壮阳法”，常用黄芪、升麻升举脾阳，附子、肉桂温肾助阳，治疗哮喘、过敏性鼻炎、腺样体肥大等，临床观察显示，该法可使哮喘发作频率较为明显地降低，有效缓解腺样体肥大患儿鼻塞、打鼾症状。例如，治疗小儿哮喘缓解期，以“升阳益胃汤”加减，既能改善虚寒体质，又能调节免疫功能，减少发作；治腺样体肥大，用黄芪、白术、升麻配合辛夷、苍耳子，既升气壮阳又通窍散结，避免了手术创伤。

在诊断上，许尤佳独创“儿科综合望诊法”，涵盖望面、眼、鼻等12个部位，通过面色萎黄辨脾虚，眼眶发青辨惊风先兆，指纹淡红辨寒、紫红辨热，大便稀溏辨湿、干燥辨燥等，为精准辨证提供了多维依据。他结合岭南四季特点，开发多首食疗方，如“三星汤”消积导滞，适合食积患儿；“四星汤”健脾理气，适合脾虚气滞患儿；“五星汤”补虚固本，适合体虚易感儿童。配合四季调理方：春用疏春方疏肝理气，夏用健夏汤清热利湿，秋用安秋方润燥养阴，冬用暖冬汤温肾助阳，构建了“预防-治疗-康复”一体化的“治未病”体系。许尤佳还首创岭南《中医儿科学》慕课，年均开展专业学术及科普讲座近百场，通过微信公众号等现代媒体传播岭南儿科知识，推动儿科从疾病治疗向预防保健拓展，成为“互联网+中医儿科”的先行者。

第四代传承人：杨京华——融合创新与经典传承。

杨京华作为杜明昭流派第四代传承人，结合西医慢病管理理念，成立儿童哮喘慢性病管理门诊，提出“脾胃调理金字塔五步法则”：①母乳喂养、合理辅食（出生后6个月内纯母乳喂养，逐步添加山药、莲子等健脾辅食），从源头护脾；②多晒太阳、运动强身（每天户外活动2小时，促进脾胃运化）；③小儿推拿（捏脊3~5遍、摩腹5分钟、按揉足三里2分钟）调理阴阳；④药食同源（如四神汤粥、山药莲子羹）调养脾胃；⑤合理使用中成药与中药（缓解期用玉屏风散，发作期用麻杏石甘汤），阶梯式治疗。她善用经方治疗久咳久喘，如理中汤（人参、白术、干姜、甘草）治脾虚寒咳，症见咳嗽声低、痰白清稀、食欲缺乏；四君子汤合三子养亲汤（党参、白术、茯苓、甘草、苏子、莱菔子、白芥子）治脾虚痰湿咳喘，症见痰多、胸闷、舌苔白腻，注重体质辨识，针对变应性鼻炎、生长迟缓、性早熟等与脾胃相关的病证，强调“脾常虚”为发病基础，通过调理脾胃改善全身症状，如用异功散加菟丝子、枸杞治疗生长迟缓，临床观察显示，患儿3个月内身高增长速度有所提高。

在学术传承上，杨京华带领团队整理杜明昭流派医案千余例，运用数据挖掘技术，提炼“湿热证治九法”，包括清热利湿法（茵陈蒿汤）、芳香化湿法（三仁汤)、苦温燥湿法(平胃散)、淡渗利湿法(五苓散)、健脾利湿法(参苓白术散)、清热解暑法(六一散)、解毒利湿法(五味消毒饮)、活血利湿法(血府逐瘀汤)、温阳利湿法(真武汤),结合现代药理研究,验证了木棉花、广藿香等南药具有抗炎、调节免疫、改善肠道微环境等作用。她推动《岭南儿科名家经验集》编撰,系统收录文子源、杜明昭等历代医家的临证经验,强调经典传承的重要性,带领年轻医师研读《内经》《伤寒论》《幼幼集成》等经典,通过"跟诊 - 病案讨论 - 经典研读"三位一体培养模式,提升青年医师临证能力。在儿童危重症救治中,杨京华将中医"气一元论"与西医重症医学结合,运用参附汤、生脉饮等治疗感染性休克、呼吸衰竭,改善患儿微循环与免疫功能,降低死亡率,展现了中西医结合的优势。

(四)岭南儿科核心特色与传承价值:地域智慧的现代启示

1. **病机认识**　湿热脾虚的深度关联:岭南气候湿热,年平均湿度达 80% 以上,夏季长达 6~7 个月,小儿"脾常不足",易受外湿侵袭,导致脾虚湿盛。湿邪困脾,运化失常,内生痰、积、热,形成恶性循环,故泄泻多为"脾虚湿盛"(大便稀溏、舌苔白腻),咳嗽多为"肺热夹湿"(咳嗽痰多、色白黏稠),疳积多为"湿热积滞"(形体消瘦、腹部胀满)。这种对"湿热脾虚"的深度认识,贯穿于从晋代葛洪到现代许尤佳的学术思想中,成为岭南儿科辨证的核心线索。

2. **治疗原则**　护脾为先与轻清灵动:岭南医家强调"脾胃为后天之本",治疗以护脾为要,健脾不壅滞,常用四君子汤、异功散等平和方剂,配伍陈皮、砂仁等理气药,如罗笑容"苍蚕止泻汤"中白术、茯苓健脾,陈皮理气,避免壅补碍胃。清热不伤阳:善用花类药(素馨花、白扁豆花、木棉花)、轻清透热药(连翘、薄荷、淡竹叶),取其轻清灵动之性,如杨鹤龄"清透化湿汤"以花类药宣化湿浊,连翘、薄荷透热,适合小儿"脏气清灵,随拨随应"的特点。药味精简,每方 6~10 味:如文子源清透汤仅数味药,却能兼顾透邪、消积、护脾,体现"轻可去实"的用药智慧。

3. **疗法创新**　外治食疗与地域药材:外治法丰富多样,利用小儿皮肤薄嫩、经络敏感的特点,如敷脐法(吴茱萸粉敷脐治寒泻)、灯火灸(灸大椎、身柱穴退热)、推拿(捏脊调节免疫),操作简便,疗效确切;食疗融入日常生活,根据"药食同源"理论,开发独脚金炖瘦肉汤、四神汤粥、三星汤茶等食疗方,既治病又兼顾口感,易被儿童接受;南药应用独具特色,如木棉花清热利湿、独脚金健脾消疳、布渣叶清热消积、珍珠草利水解毒，这些药材在岭南广泛分布，药力平和，适合小儿体质，形成“一方草药医一方人”的用药特色。

从葛洪的实践奠基到杜明昭流派的现代创新，岭南中医儿科始终扎根地域，在传承中创新，成为中医“三因制宜”的典范。这种传承与创新不仅解决了岭南地区的儿科疾病防治问题，更为中医地域流派发展提供了借鉴。

理论创新源于地域实践。岭南医家从湿热环境与小儿体质出发，提出“儿为虚寒”“脾困失运”等理论，是对中医基础理论的补充，证明地域特色是学术创新的重要源泉。

传承模式注重多元融合。杜明昭流派四代传承，既有师徒相授（杜明昭传罗笑容，罗笑容传许尤佳），又有院校教育（广州中医学院，现为广州中医药大学培养人才）、现代科研（数据挖掘医案、开发食疗方），形成“传统＋现代”的传承体系。

临床疗效依托特色疗法。外治法、南药应用、食疗方案等特色疗法，因其简便效廉、安全性高，易被现代家长接受，是岭南儿科的核心竞争力，展现了中医特色疗法在儿童健康领域的独特优势。

展望未来，岭南中医儿科面临新的机遇与挑战。随着儿童过敏、代谢性疾病增多，可依托“湿热脾虚”理论，深入研究其肠道菌群与湿热体质的关系，开发靶向调理药物；南药资源如木棉花、独脚金的药效成分研究，可推动新药开发；结合基因检测、大数据分析，精准辨识小儿体质，制订个性化诊疗方案。同时，加强国际交流，将岭南儿科的“治未病”理念、外治技术推向世界，让中医地域智慧造福更多儿童。

中医儿科学的发展史，是一部不断适应时代需求、融合地域智慧的历史。岭南中医儿科作为其中的璀璨篇章，以“因时、因地、因人”的辨证智慧，书写了从实践积累到理论创新的传奇。在新时代，唯有坚守传承，勇于创新，才能让这一古老的医学智慧在儿童健康领域绽放新的光彩，为人类医学贡献中国方案。

第二章　小儿感冒

一、概　　述

小儿感冒是由于感受外邪所致的，临床以发热、头痛、喷嚏、流涕、咳嗽为特征的小儿常见外感性疾病，亦称“伤风”。根据发病特点和流行趋势，又将小儿感冒分为普通感冒和时行感冒，前者邪浅病轻，四时皆可发病，后者邪深病重，为时行邪毒所致，具有传染性和流行性的特点。

小儿感冒的发病率居高不下，占儿科门诊疾病的首位。婴幼儿的发病率更高。本病一年四季均可发病，以冬春两季多发，在季节变换或气候骤变时更易发病，时行感冒常可造成一定区域的流行。

小儿感冒的特点是易出现兼夹证，特别是婴幼儿、体弱年长儿感冒时容易出现夹痰、夹滞、夹惊证候。

古代医学文献中关于感冒的论述很多，《内经》中已认识到感冒主要是外感风邪所致。《小儿药证直诀》发《内经》之微，首提“伤风”之名，并着重阐述了伤风的症状、治法、方药以及兼夹证等。《仁斋直指方》中首先提出了“感冒”之名，并对其病因和症状做了精辟的论述。《婴童百问》指出了小儿患热性病易夹食、夹惊的特点。《幼科释谜》认为感冒是由于感浸外邪引起，病情较轻浅，通过发散祛邪，病可痊愈。《幼幼集成》对感冒的表热与里热进一步加以区别。

二、病因病机

小儿感冒常见的病因有外感因素和正虚因素。小儿脏腑娇嫩，肌肤藩篱不密，卫外功能不固，加之寒暖不知自调，当四时气候骤变，冷暖失常之时，易受外邪侵袭，罹患感冒。

（一）外感因素

外感六淫，风为主因，风为六淫之首，流动于四时之中，风邪多与四时之气合而伤人，冬季多风寒，春多风热，夏季多夹暑湿，秋季多兼燥，风夹寒、热、暑、湿、燥等外邪袭表，但一般以风寒、风热二者最为常见。亦常有感受时行疫毒所致者。若四时之气失常，春时应暖而反寒，夏时应热而反冷，秋时应凉而反热，冬时应寒而反温，非时之气夹时行疫毒伤人，则更易引起发病。小儿寒热失常，衣被增减失宜，或坐卧当风，或更衣脱帽沐浴当风，卒然受邪为患。疫毒为阳热之邪，且互相传染，故可造成流行。

（二）正虚因素

外邪侵犯人体是否引起发病，关键在于正气之强弱。当小儿卫外功能减弱，肺卫调节失司而外邪侵袭时，易感邪发病；若体质偏弱，卫表不固，稍不谨慎，吹风受凉之后，则可见体虚发热。在禀赋素质有所偏差失调的情况下，最易内外因相合而引起发病。正如《幼科释谜》所云："感冒之原，由卫气虚，元府不闭，腠理常疏，虚邪贼风，卫阳受摅。"

小儿感冒的基本病机是邪袭肺卫，卫表不和。小儿感冒的主要病变部位在肺卫，但随着病情发展，常可累及肝脾。肺居膈上，上接气道、咽喉，与鼻相通，为脏腑华盖。肺叶娇嫩，不耐寒热，易被邪侵，故称"娇脏"。肺主气，司呼吸，主宣发、肃降，外合皮毛，职司卫外。外邪从口鼻、皮毛侵入，卫阳被遏，则见恶寒、发热、头痛、身痛。鼻为肺之窍，咽喉为肺之门户，外邪循经上犯则鼻塞流涕，咽喉红肿。外邪直侵犯肺，则肺失宣肃，气机不利而见咳嗽。正如《婴童百问》所云："然肺主气，应于皮毛，肺为五脏华盖，小儿感于风寒，客于皮肤，入伤肺经。"说明小儿感冒病位主要在肺。

小儿感冒亦常累及肝脾等脏。感冒初起，肺失清肃，气机不利，肺为水之上源，加之小儿肺常不足，则津液凝聚为痰，以致痰阻气道，呼吸不利而形成小儿感冒夹痰。小儿脾常不足，饮食不知自节，感冒之后，往往影响脾胃腐熟运化功能，以致乳食停滞不化，阻滞中焦，形成感冒夹滞。小儿神气怯弱，筋脉未壮，加之肝常有余，若风邪入里化热，火热熏灼，则易出现热扰神明、引动肝风，发生抽搐，此为感冒夹惊。

小儿乃稚阴稚阳之体，脏腑在趋于成熟过程之中，卫外功能未固，抵抗能力薄弱。若先天不足或后天喂养不当则正气更虚，或遇四时气候骤变，冷热失常，则更易感受外邪而发病。一般而言，风寒、风热、暑湿感冒多为实证，且多易入里化热，热多于寒；反复感冒或久治不愈，迁延日久者则以正虚为主。

三、辨证论治

普通感冒有风寒感冒、风热感冒、暑湿感冒、体虚感冒等。辨证可从发病情况、全身及局部症状着手。冬春多风寒、风热感冒，夏秋梅雨季节多见暑湿感冒，小儿感冒日久或反复感冒则多为体虚感冒。风寒感冒多有一派风寒束肺之象；风热感冒有一派风热犯表证候；暑湿感冒可见高热不退或身热不扬、头痛倦怠、泛恶等；体虚感冒有先天不足、喂养失调或感冒反复发作的病史。时行感冒有明显的季节性，发病呈一定的流行性，全身症状一般较重，壮热、嗜睡、汗出热不解或汗出热解而后迅速复升、目赤咽红，或伴乳蛾咽痛。

风性轻扬又为百病之长，风邪常与他邪相伴为病，故感冒常见诸多兼夹证。若感冒咳嗽较剧，咳声重浊，喉中痰鸣，舌苔白腻，脉浮滑，为感冒夹痰；若见脘腹胀满，不思乳食，呕吐酸腐，口气秽浊，大便酸臭、腹痛腹泻或大便干结，则为感冒夹滞；感冒兼见惊惕啼叫，睡卧不宁，甚或惊厥，舌尖红，脉弦数，则为感冒夹惊。

感冒治疗原则以解表为主，即疏风解表。如《御纂医宗金鉴》曰："疏风解表莫从容。"小儿稚阴稚阳之体，发汗不宜太过，以免耗津伤液。根据寒热、暑湿的辨证，治法亦有辛温解表、辛凉解表和祛暑解表之别。小儿感冒易寒从热化，或热为寒闭，形成寒热错杂证，单用辛凉汗出不透，单用辛温恐有助热化火之虞，故常辛温辛凉并用，并根据辨证不同而有所侧重。

有兼夹证者应标本兼顾，急则治其标，若单用解表药易汗出后复热，应佐以清热、化痰、消导、镇惊之品。体虚感冒患者，不宜过于发表，当益气养阴，佐以和解之法。时行感冒为疫毒内侵，多火毒炽盛，治以清热、解毒为主，佐以发汗解肌之品。

（一）主证

1. 风寒感冒

【症状】发热轻，恶寒重，无汗，精神不爽，鼻塞，流清涕，打喷嚏，咳痰清稀，年长儿可诉肢体疼痛、头痛，口不渴，咽不红，舌质淡，苔薄白，指纹深红，脉浮紧。

【辨证要点】本证有外感风寒病史，风寒外束肌表，卫表阳气受遏，肺气不宣，肺失清肃。主要表现为恶寒，无汗，清涕，咳嗽，痰白清稀，咽不红，舌偏淡，苔薄白。

【治法】辛温解表。

【方药】加味葱豉汤。

组成为淡豆豉、葱白、桔梗、艾叶、荆芥、甘草。

头痛加白芷、川芎。咳甚加杏仁、百部、紫菀、款冬花；痰多加白前、陈皮；呕吐加半夏。表寒重者，可选用荆防败毒散：荆芥、防风、羌活、白芷、川芎等。兼风寒咳嗽重者，可选用杏苏散：紫苏叶、前胡、杏仁、桔梗、枳壳、茯苓、半夏、橘红、甘草等。

2. 风热感冒

【症状】发热重，恶风，有汗或少汗，头痛，鼻塞，流脓涕，打喷嚏，痰稠，色白或黄，咽红或肿痛，或见乳蛾红肿、化脓，口干而渴，舌质红，苔薄白或薄黄，脉浮数。

【辨证要点】本证多为感受热之邪，或寒从热化。发热重，恶寒轻，汗出，涕黏或黄稠，咳嗽痰稠而黄，咽红或肿痛，舌质红，苔薄黄。

【治法】辛凉解表。

【方药】银翘散加减或桑菊饮加减。

偏热者，表证明显，选用银翘散加减：金银花、连翘、淡豆豉、牛蒡子、荆芥、薄荷（后下）、桔梗、芦根、淡竹叶、甘草。

咳嗽明显者，选用桑菊饮加减：桑叶、菊花、连翘、杏仁、前胡、薄荷（后下）、甘草、桔梗、芦根。

高热惊厥，加钩藤、僵蚕，另服小儿回春丸；痰多色黄稠，加黛蛤散、浙贝母；腹胀呕吐，大便酸臭，选加焦山楂、焦神曲、枳壳、炒莱菔子。

3. 暑邪感冒

【症状】发热无汗，头痛，鼻塞，身重困倦，咳嗽不剧，胸闷泛恶，食欲缺乏，或呕吐腹泻，或鼻塞流涕，舌质红，舌苔薄白或腻，脉数。

【辨证要点】本证发于夏季，感受暑风夹湿为病。除感冒的一般证候外，还表现为高热无汗，身重困倦，胸闷泛恶，食欲缺乏，舌尖红，苔腻。

【治法】清暑解表。

【方药】新加香薷饮加减。

香薷、豆卷、金银花、连翘、厚朴、六一散（包）、藿香、佩兰、豆蔻、白扁豆衣、薄荷（后下）等。

热甚心烦者加黄连、竹叶、芦根；舌苔厚腻，纳呆胸闷，加枳壳、豆蔻、苍术；呕吐、腹泻加法半夏、陈皮、焦山楂、苍术；湿重者，加鲜荷梗、荷叶、苏梗、西瓜衣。

4. 体虚感冒　禀赋不足，后天失养或大病后正气未复之体质虚弱儿，大都抵抗力薄弱，卫外不固，易患感冒。临床较常见气虚感冒和阴虚感冒两种类型。

（1）气虚感冒

【症状】恶寒发热，鼻塞头痛，咳嗽痰白，倦怠无力，气短懒言，舌淡苔白，脉浮无力。

【辨证要点】既有风寒感冒的症状，又有气虚的临床表现，病程较长，并易反复发作。

【治法】益气固表。

【方药】参苏饮加减。

党参、茯苓、甘草、紫苏叶、葛根、前胡、桔梗、陈皮、枳壳、半夏等。

气虚较甚者，可用补中益气汤以益气升阳，兼解表邪。若表虚自汗，易感风邪者，可加用玉屏风散，益气疏风，固表止汗。

（2）阴虚感冒

【症状】头痛身热，微恶风寒，微汗或无汗，心烦少寐，口渴咽干，手足心热，干咳少痰，舌红苔少，脉细等。

【辨证要点】有感冒的证候，又有阴虚内热的临床表现。

【治法】滋阴解表。

【方药】葳蕤汤加减。

玉竹、葱白、淡豆豉、薄荷、桔梗、白薇、甘草、大枣等。

表证较重，酌加荆芥；咳嗽咽干，咳声不爽，加牛蒡子、玄参、麦冬；心烦口渴较甚，加淡竹叶、天花粉。

5. 时行感冒

【症状】全身症状一般较重，壮热嗜睡，汗出热不解，目赤咽红，并伴头痛、全身肌肉酸痛，或恶心呕吐，舌质红，舌苔薄黄，脉浮数。

【辨证要点】本证有明显的季节性和流行性特征。壮热、头痛等全身症状多重，甚则嗜睡，肺系症状则较轻。

【治法】宣肺解表，清热解毒。

【方药】银翘散合普济消毒饮加减。

金银花、连翘、荆芥、薄荷（后下）、羌活、重楼、贯众、板蓝根、山栀、黄芩、鱼腥草等。

如症见高热寒战，脘痞恶心，头痛，纳呆，舌苔满布如积粉，为时邪夹秽浊疫气，邪入膜原，治宜透达膜原，辟秽化浊，用达原饮加味：槟榔、草果、厚朴、知母、白芍、金银花、黄芩、鱼腥草等。

（二）兼夹证

1. 夹痰

【症状】感冒兼见咳嗽较剧，咳声重浊，喉中痰鸣，苔厚腻，脉浮数而滑。

【辨证要点】有感冒证候，咳嗽多痰，痰白清稀或有泡沫为风寒、痰黄黏稠为风热。

【治法】偏于风寒者，治宜辛温解表，宣肺化痰。偏于风热者，治宜辛凉解表，清肺化痰。

【方药】

偏于风寒者，佐用三拗汤合二陈汤加减。

麻黄、杏仁、甘草、法半夏、陈皮、茯苓等。

偏于风热者，加用黛蛤散加减。

青黛、蛤壳、瓜蒌皮、浙贝母等。

2. 夹滞

【症状】感冒兼见脘腹胀满，不思饮食，口气臭秽，嗳气酸腐，呕吐，或腹痛、泄泻，或大便秘结，小便短赤，舌苔薄白，脉滑。

【辨证要点】感冒伴积滞证候，如口臭、纳差、脘腹胀满、大便干或稀溏臭秽，或有腹痛等。

【治法】解表合消食导滞。

【方药】佐用保和丸。

焦山楂、焦神曲、炒麦芽、鸡内金、莱菔子、枳壳等。

3. 夹惊

【症状】感冒兼见惊惕啼叫，夜卧不安，牙关紧闭，甚至可见惊厥，舌尖红，脉弦。

【辨证要点】感冒伴有躁动不安，惊惕啼叫，或发热抽搐。

【治法】解表清热，安神镇惊。

【方药】佐用琥珀抱龙丸。

琥珀、胆南星、朱砂、茯苓、山药、天竺黄、檀香等。

四、医案解要

（一）何世东医案

王某，男，7岁，2021年12月18日初诊。

【病史】近半月患儿出现反复高热，热峰39.8℃，咽喉干痛，外院查血常规、甲乙流流行性感冒病毒、腺病毒、肺炎支原体、衣原体、肺炎链球菌及胸片等均未见明显异常。外院曾予抗感染、抗病毒等治疗，予清热解毒之中药，均未见明显好转。

【刻下症】患儿反复高热，咽痛不适，少许鼻塞流涕，无咳嗽，神疲乏力，舌苔黄腻，大便干，小便赤，脉弦紧而数。咽充血（+++），扁桃体Ⅱ度肿大，未见明显脓点及疱疹。双肺呼吸音稍粗，未闻及明显干湿啰音。

【诊断】

西医诊断：急性上呼吸道感染。

中医诊断：小儿感冒，太阴少阳合病，邪入膜原，湿郁表寒证。

【治法】透达膜原，辟秽化浊，疏散风寒。

【方药】达原饮加减。

共2剂，水煎服，日1剂。

名家验方

达原饮加减（何世东方）

组成：厚朴10g，草果10g，槟榔10g，黄芩10g，知母10g，石菖蒲10g，柴胡10g，白芷10g，蝉蜕10g，大黄2g。

加减：何世东根据吴又可的达原饮进行加减，减白芍之黏腻，加柴胡、石菖蒲、白芷、蝉蜕、大黄。用以治疗太阴少阳合病，湿郁表寒的小儿感冒验。

达原饮源自吴又可所著的《温疫论》，他主张邪气盘踞膜原，表里阻隔，汗之则邪气不去，下之则徒伤胃气，唯达原饮疏利透达，并认为“槟榔能消能磨，除伏邪，为疏利之药，又除岭南瘴气；厚朴破戾气所结；草果辛烈气雄，除伏邪盘踞。三味协力，直达其巢穴，使邪气溃败，速离膜原。”厚朴、草果、槟榔（三消饮）：辛开苦降，直达膜原，破结化浊。柴胡、黄芩：和解少阳，疏泄郁热。柴胡“伤寒中风，有柴胡证，但见一证便是，不必悉具”（出自《伤寒论》）。白芷、蝉蜕：辛散透表，解外束之寒。《本草纲目》载白芷能解表散风，通窍止痛，蝉蜕能宣散风热，透疹利咽。知母、大黄：清热泻火，通腑导滞。知母滋阴润燥，防燥药伤津；大黄通腑泄热，使浊邪从下而解。石菖蒲：芳香化浊，醒脾开窍，《本草备要》谓其通九窍，明耳目，去湿除风。

【二诊】患儿热退，咽痛减轻，无鼻塞流涕，精神好转，食欲好转，舌苔稍黄腻，二便正常，脉弦数。前方去白芷，继服2剂，愈。

【按】本案患者高热缠绵，虽经抗感染、抗病毒及清热解毒中药治疗，仍迁延不愈，其关键在于湿热秽浊之邪深伏膜原，兼夹表寒未解，非单纯清解可破。吴又可在《温疫论》中明言道：邪伏膜原，如鸟栖巢，如兽藏穴，营卫所不关，药石所难及。膜原为半表半里之隙，湿热与寒邪胶结，表里气机壅滞，故见高热、脉弦紧而数、舌苔黄腻等症。前医但用寒凉清解，徒伤正气，反使湿浊愈遏，邪无出路。张仲景在《伤寒论》中提出观其脉证，知犯何逆，随证治之的观点，即其治少阳枢机不利，主以和解；吴又可治邪伏膜原，法用疏透。本案融二家之长，以达原饮为基，取厚朴、草果、槟榔“三消饮”辛开苦降、直捣膜原，破结化浊；辅柴胡、黄芩和解少阳，疏转枢机；佐白芷、蝉蜕透散表寒，知母、大黄清泻郁热，石菖蒲醒脾辟秽。全方表里同治，分消走泄，使湿化热清，表解里和。二诊表寒已去，遂去白芷防其过散，继以原方巩固，契合《素问》中提出的“衰其大半而止”之旨。

此案启示：湿热与表寒为患，当以透达膜原、分消三焦为要，不可囿于“热者寒之”而滥用苦寒。膜原之邪非汗下可及，唯辛开苦降、疏利透达方能瓦解。若执清热解毒一法，无异“隔靴搔痒”，反闭门留寇。吴氏达原饮之妙，正在于开达壅滞、拨转气机，使邪有出路。今法古方而愈今疾，足见中医辨证之精微、经典理论之不朽。

（二）何世东医案

李某，男，4岁，2015年8月15日初诊。

【病史】患儿反复咳嗽2个月余。患儿平素体质素弱，易招外感。2015年6月13日患感冒，咳嗽，西医诊断为上呼吸道感染，用抗生素治疗2个月，无效。

【刻下症】患儿形体稍胖，面色萎黄，间咳嗽，咳声低沉。其母代诉，咳嗽不甚但痰多，平时出汗较多，近2个月来，稍活动则大汗淋漓。胃纳、二便以及睡眠均正常。舌质红，舌苔薄黄，脉浮细滑。双肺呼吸稍促，闻及少许痰鸣音。

【诊断】

西医诊断：急性上呼吸道感染。

中医诊断：小儿感冒，外感风邪，正虚邪恋之本虚标实证。

【治法】宣肺除痰止咳，补脾益气。

【方药】六君子汤加减。

太子参12g，白术10g，茯苓12g，甘草3g，陈皮3g，半夏5g，细辛3g，五味子6g，川贝母10g，百部12g，款冬花10g，紫苏叶6g。2剂。

【二诊】患儿咳嗽、汗出大减。舌质红，舌苔薄黄，脉浮细滑。药中病机，故守前方加减：改款冬花10g为白扁豆20g，2剂。

【三诊】患儿痰咳甚少，唯汗出增多。舌质红，舌苔薄黄，脉细。此乃邪退正虚，脾肺气弱，卫阳不固，宜益气固表止汗，除痰止咳。予玉屏风散合六君子汤加减：党参12g，白术10g，茯苓15g，陈皮3g，半夏10g，炙甘草3g，细辛6g，五味子8g，防风10g，黄芪12g，山药20g，白扁豆20g。共2剂。

【按】此案患儿先天禀赋不足，脾肺气弱，诚如《内经》中岐伯所言，即五脏不坚，使道不长，空外以张，喘息暴疾。卫阳失固，藩篱不密，故易感外邪。初因风邪犯肺，迁延两月，邪气羁留，正如巢元方在《诸病源候总论》中所描述的，虚则受风，风与气搏，气逆则咳。何老在该病案的辨治过程中明辨虚实，步步为营，深得《内经》“间者并行，甚者独行”之旨。

初诊时，患儿痰咳汗出并见，乃“风邪未尽，脾虚痰壅”之候。取六君子汤健脾化痰，正合《太平惠民和剂局方》提出的治脾虚气弱，痰湿内滞之论；辅以细辛、五味子，暗含《伤寒论》中小青龙汤的表里双解，寒饮并祛之机。更妙用川贝母、百部润肺，紫苏叶宣散，恰如《医学心悟》所倡，即治咳不离肺，须分寒热虚实。方中轻补轻散，既遵《温病条辨》中治上焦如羽，非轻不举之训，又应《难经》所倡损其脾者，调其饮食，适其寒温之理，标本兼治，虚实并调。

二诊，患儿痰减而湿存，去款冬花之润，加白扁豆之甘淡，正如《本草求真》

主张的：白扁豆味甘入脾，气香醒脾，专消脾湿。此举直指《医宗必读》“治痰不理脾胃，非其治也”之要。至三诊，邪退正虚，汗出反剧，遂转投玉屏风散合六君子汤，深谙“自汗属阳虚，治宜实卫固表”之旨。方中黄芪、防风相配，一固一散，暗合《医学十书》“黄芪得防风，其功愈大”之妙；山药、白扁豆培土生金，呼应《如宜方》“补肾不如补脾”之道。细辛加量温化余痰，五味子增量敛肺固津，更彰《丹溪心法》“善治疾者，不治痰而治气”之机。

纵观全程，初以六君子汤“壮土以制水”，中借白扁豆“培土以绝痰”，终用玉屏风散“固表以御风”，层层递进，环环相扣。其治咳先祛邪、后扶正，治汗先化痰、后固表。更以脾肺为枢，融《理虚元鉴》“治虚有三本”与《脾胃论》“脾胃虚则九窍不通”于一炉，终使气复痰消，营卫调和。昔李东垣谓“百病皆由脾胃衰而生也”，此案非独愈咳止汗，更调其根本，复其常度，可谓“上工治未病”之范例矣！

（三）何炎燊医案

陈某，男，1岁，2005年9月7日初诊。

【病史】患儿反复发热1周余。患儿于2005年8月30日早上发热，体温40℃，次日体温39℃，9月1日入我院住院部治疗，西医用抗病毒药不效。发热持续8天不退，呈弛张热，体温38~39℃，2005年9月7日请何老会诊。

【刻下症】患儿形体消瘦，面赤，烦躁，夜啼，发热（体温38℃），咳嗽，声嘶，近2天大便稀溏如泥浆，每日排4~5次，纳呆，寐差，溺黄。舌质红，苔黄腻，脉浮滑数，腹濡软。双肺呼吸稍粗，闻及少许痰鸣音。

【诊断】

西医诊断：小儿感冒。

中医诊断：风温夹湿，卫气同病证。

【治法】疏风解表，升泄温邪，镇咳止泻。

【方药】正柴胡饮合陈氏升泄法加减。

葛根（煨熟）10g，豆卷10g，陈皮2g，生甘草3g，桔梗6g，黄芩8g，柴胡10g，防风10g，白芍10g，桑叶10g，连翘10g，浙贝母12g。共2剂。

【二诊】患儿服用前方1剂，发热即退净，2剂则大便正常，唯咳嗽，夜寐仍差，脉舌同前。此乃邪热得挫，法当和解少阳，分消走泄，除痰止咳。方用柴胡温胆汤加减，柴胡10g，半夏10g，黄芩10g，桑叶8g，生甘草3g，南沙参12g，川贝母 8g，枳壳 6g，苦杏仁 8g，竹茹 8g，橘红 2g。共 3 剂，愈。

名家验方

柴胡温胆汤（何炎燊方）

叶天士在《温热论》提出气分不传血分，而邪留三焦，亦如伤寒中少阳病也。彼则和解表里之半，此则分消上下之势，如温胆汤之走泄。所谓“走”，是用半夏、陈皮之辛香流动以舒展气机；所谓“泄”，有两义，一是竹茹、枳实之微苦清泄以撤热邪，一是茯苓之淡渗以泄湿邪。故能上下分消，邪势得松，可冀战汗而解。此是叶天士心思灵巧之处，其实是从《伤寒论》推理而得。《伤寒论》指出服柴胡汤后有“蒸蒸而振，却复发热汗出而解”者，是战汗透邪之最早描述。而书中更是阐明柴胡汤能战汗透邪之理：“上焦得通，津液得下，胃气因和，身濈然汗出而解”。故分消走泄与和解少阳，理无二致，唯叶天士畏忌柴胡不用，后人因之，治半表半里之证，多改用青蒿，如蒿芩清胆汤是也。其实青蒿长于芳化及除阴分之热，和解少阳之力远不及柴胡，且柴胡“能于顽土中疏理滞气”（语见徐大椿《神农本草经百种录》），则又非青蒿之所能。何老常于温胆汤中，加柴胡疏透少阳，黄芩苦寒泄热，人参（太子参或西洋参）扶持正气，而去姜枣之温，治热邪留于半表半里者有良效。

【按】本案为小儿风温夹湿、卫气同病之证，病程迁延，热势缠绵，何老在治疗上紧扣温病“透邪外达”与湿热“分消走泄”之要旨，层次分明，法度严谨，颇具章法。

1. **卫气同治，透表清里并重** 初诊时，患儿表邪未解而湿热已陷气分，形成“卫气同病”之局。何老以正柴胡饮（柴胡、防风、白芍）疏解表邪，配伍葛根升提止泻、豆卷分利湿热，暗合《伤寒论》葛根芩连汤“解肌清热”之意；更以桑叶、连翘轻清透热，黄芩直折气分火势，使表里之邪并祛。此即叶天士所言透风于热外，渗湿于热下，避免湿热胶结难解。

2. **升降相因，调畅气机为枢** 患儿肺气壅闭而大肠湿热下迫，呈现“上咳下泻”之逆乱。方中桔梗、浙贝母宣肺止咳，喻昌认为肺气开则一身之气皆开；葛根煨用，既升脾胃清阳以止泻，又合柴胡、防风升散透邪，与黄芩、豆卷之降泄形成“升降相因”之势，调畅三焦气机。此治法深得吴鞠通“治中焦如衡，非平不安”之妙。

3. **邪退正虚，分消走泄收功** 二诊时表热虽退，但湿热余邪留滞少阳三焦，故以柴胡温胆汤加减，取小柴胡汤和解枢机，温胆汤（竹茹、枳壳、橘红）化痰分消，佐苦杏仁、川贝母润肺止咳，南沙参益气生津，防祛邪伤正。此正合《温热经纬》“分消上下之势”之训，使痰湿热邪从气、液两途分化。

4. **顾护稚阴，用药轻灵为则** 患儿“形体消瘦”，提示素体阴弱，故方中避羌活、苍术等辛燥劫阴之品，以桑叶、连翘轻清透热；煨葛根升阳而不耗津，白芍酸甘化阴，南沙参润肺益胃，处处顾护小儿“稚阴稚阳”之体，体现儿科“稍呆则滞，稍重则伤”的用药特色。

纵观全程，初诊以“疏表清里、升清降浊”破湿热胶结之势，二诊以“和解少阳、分消痰热”肃清余邪，治法环环相扣，既遵《医效秘传》提到的“在卫汗之可也，到气才可清气”之序，又灵活运用“升泄”“分消”诸法，彰显温病学派“因势利导”的辨治精髓。更值称道者，何老于儿科湿热证中，巧妙平衡祛邪与护正、辛开与苦降、升提与渗利之关系，堪为后世垂范。

特色疗法

1. 穴位贴敷

南杏桔梗方（南杏仁、桔梗等）与北杏细辛方（北杏仁、细辛等）是中医外治法中针对咳嗽、痰喘的经典方剂，此处重点介绍南杏桔梗方。

（1）南杏桔梗方：以理气止咳、化痰平喘为主。桔梗性平，能宣肺祛痰，南杏仁润肺止咳，适用于痰多黏稠、咳嗽不畅的证型。现代研究认为，桔梗皂苷能促进呼吸道分泌物排出，缓解气道痉挛。

（2）穴位选择：天突穴（宣肺止咳）、膻中穴（理气宽胸）、肺俞穴（补益肺气），通过药物透皮吸收与经络刺激协同作用，增强疗效。

（3）古籍依据：《本草纲目》载桔梗主胸胁痛如刀刺，腹满，肠鸣，细辛散寒温肺，通窍止痛，与现代应用相符。

2. 中药沐足或熏洗

通过足部经络（如足三阴经穴、足三阳经穴）吸收药效，调节全身气血。

（1）风寒感冒方（生姜、白芷、荆芥、紫苏叶、藿香）：生姜温中散寒，荆芥、紫苏叶解表发汗，白芷祛风止痛。现代研究显示，生姜中的姜辣素可扩张血管，促进排汗；藿香挥发油能抑制病毒。

（2）风热感冒方（艾叶、葛根、金银花、栀子、芦根、青蒿）：金银花清热解毒，青蒿退虚热，栀子泻火除烦，艾叶煎汤熏洗可增强微循环，缓解发热。

操作要点：水温 40~45℃，浸泡 15~20 分钟，以微汗为度，避免大汗伤阴。

3. 耳穴刺络法

针对实证热证（如高热、咽喉肿痛），通过放血泻热。

（1）耳尖放血：耳尖为退热要穴，可快速降低体温。

（2）商阳穴、少商穴放血：商阳穴属大肠经，少商穴属肺经，两穴放血可清肺热、利咽喉，适用于风热感冒伴咽喉痛。

（3）操作要点：消毒后用三棱针点刺 1~2mm，挤出 3~5 滴血，每日 1 次，连续 2~3 日。

4. 推拿疗法

根据不同证型选择手法，调和营卫、疏通经络。

（1）基础手法：推攒竹穴、推坎宫穴可疏风解表；揉太阳穴，黄蜂入洞缓解鼻塞；分阴阳平衡寒热。

（2）分型加减

1）风寒：拿风池、合谷散寒，揉二扇门发汗解表。

2）风热：清肺经、退六腑以泻热，推天柱骨降逆。

3）夹滞、夹痰、夹惊：分别配以摩腹健脾、按揉天突穴化痰、掐十宣安神。

5. 针灸疗法

通过刺激穴位调节气机。

（1）分型论治

1）风寒：风池穴、合谷穴疏风散寒，大椎穴振奋阳气。

2）风热：曲池穴、外关穴清热解表，少商穴点刺泻肺热。

3）暑湿：中脘穴、足三里穴健脾化湿。

4）气虚：太溪穴滋肾纳气，肺俞穴补益肺卫。

（2）操作要点：中等刺激不留针，避免耗气；夹惊者强刺激人中穴、涌泉穴以开窍醒神。

第三章　咳嗽

一、概　　述

咳嗽是以咳嗽主症命名的小儿肺系常见病证。《幼幼集成》指出:“凡有声无痰谓之咳,肺气伤也;有痰无声谓之嗽,脾湿动也;有声有痰谓之咳嗽,初伤于肺,继动脾湿也。”说明咳和嗽在含义上是有区别的,有声无痰为咳,有痰无声为嗽,有声有痰谓之咳嗽,而两者又多并见,故多通称为“咳嗽”。对于乳儿在生后百日以内发生的咳嗽,古人将其称为“乳嗽”或“胎嗽”等。

本病一年四季均可发生,而以冬春季为多,在季节变换及气候骤变时更易发病。各年龄儿童均可发病,其中 3 岁以下的婴幼儿较易发病。年龄愈小,症状愈重。本病一般预后较好,若治疗不当,调护失宜,可反复迁延。若邪未去而伤正入里,病情可随之加重,转为肺炎喘嗽。

古代文献对咳嗽的论述较多,早在《内经》已有咳嗽的病因论述,并指出咳嗽的病变在肺,又可涉及五脏六腑。《金匮要略》论述痰饮可引起咳嗽,提出“病痰饮者,当以温药和之”的治疗原则。其中有不少方剂如苓桂术甘汤、小青龙汤、苓甘五味姜辛汤、葶苈大枣泻肺汤等至今仍为治疗咳嗽的常用方。《小儿药证直诀》将咳嗽分为“肺盛”和“肺虚”两类,认识到肺与痰关系之密切,并总结了治咳大法,即盛则下之,久则补之,更量虚实,以意增损的治疗原则。《保命集》对咳嗽的治疗提出“咳嗽者,治痰为先,治痰者,下气为上,是以南星、半夏胜其痰,而欬嗽自愈,枳壳、陈皮利其气,而痰自下。”《幼科金针》指出小儿咳嗽的转归,并在治疗方面提出了“风则散之”的法则。《景岳全书》把咳嗽明确地分为外感内伤两大类。《医宗金鉴·幼科心法要诀》将小儿咳嗽分为风寒咳嗽、火热咳嗽、食积咳嗽等。

二、病因病机

小儿咳嗽的病因分为外感、内伤两方面,其中以外感多见。

（一）外感因素

外感六淫之邪皆可犯肺，以风邪为著，寒、暑、燥、湿皆可与之相兼为病。春令多风，或从口鼻而入，或从皮毛而侵，肺卫受邪，肺失清肃而发为咳嗽。小儿寒温不知自调，若冬令严寒，衣被太薄，或单衣露宿，将息失慎，寒邪外束肌表，内犯于肺，则肺气不宣，发为咳嗽。夏令酷热炎暑盛行，火气炎上，若感受其邪，伤津耗气，火盛刑金，致热邪迫肺，津伤肺燥，肃降无权，气逆而咳。时值长夏，湿热熏蒸，水气上腾，若坐卧湿地，或雨露沾衣，则外伤于湿而内困于脾，致脾阳不振，运化无权，水湿停滞，凝聚为痰，上阻肺道，发为咳嗽。小儿肺脏娇嫩，喜清肃濡润，既不耐热，又不耐燥，燥邪犯肺，伤肺灼津，津伤液耗，肺伤气逆，肃降无权，发为干咳。

（二）内伤因素

小儿脾常不足，若为乳食、生冷所伤，则使脾失健运，水谷不能生成精微，酿为痰浊，上贮于肺；小儿肺脾虚弱，气不化津，痰易滋生，或小儿平素嗜食香燥炙煿诸物，久之香燥走窜耗津劫液，致脾胃之阴液受伤，肺津不能自润而发干咳。或禀赋虚弱，肺气不足，或他脏之病伤及于肺，均可发为咳嗽。

咳嗽的基本病机是各种因素导致肺气宣降失调。病变脏腑主要在肺，可累及脾与肾。凡外感或内伤等诸因所致肺气宣降失调，均可产生咳嗽。《素问》云："五脏六腑皆令人咳，非独肺也。"小儿咳嗽不离乎肺，但又常和脾肾相关。小儿脾胃薄弱，易为乳食生冷积热所伤，致脾失健运，水谷不能化生精微，反而酿成痰浊，上贮于肺，阻遏气道，使肺失清肃发为咳嗽。肾主水，为水火之脏，肺主气，气出于肺而根于肾，肺为水之上源，肾主人体精液，痰可由脾湿凝聚而成，也可由肾之津液所化，若肾阳虚衰，一则不能温补脾土，致脾虚湿聚而生痰，二则不能制水，致水寒上犯，以致肺失宣降而发为咳嗽。

咳嗽的病理产物为痰。外感咳嗽为六淫之邪，侵袭肺系，以致肺气壅遏不宣，清肃之令失常，则痰液滋生，痰阻气道，影响肺气出入，致气逆而作咳。内伤咳嗽，若肺阴不足，阴虚火旺，灼津为痰，气逆作咳，若肺气亏虚，肃降无权，气不化津，津聚成痰，气逆于上，引起咳嗽。他脏病而及肺者，多因邪实导致正虚，如：肝火刑肺，气火耗伤肺津，炼液为痰而作咳；脾失健运，水湿不化，聚为痰浊，上贮于肺，上逆为咳，此即“脾为生痰之源，肺为贮痰之器”；若痰湿蕴肺，遇感引触，转从热化，则可出现痰热咳嗽。

三、辨证论治

（一）证候辨别

1. 辨外感与内伤　外感咳嗽，常起病急，病程较短，伴有表证，多属实证。内伤咳嗽，发病多缓，病程较长，多兼有不同程度的里证，可虚实互见，然虚证居多。

2. 辨寒热　寒咳多见怕冷，痰稀白，舌质淡，脉紧等；热咳多见发热，痰黄，大便秘结，舌质红，苔黄，脉数等。

3. 辨咳声　咳声重浊多属风寒或夹湿；咳声粗亢多属风热；咳声嘶哑多属燥热；咳而喉痒，多兼风邪。

4. 辨痰质　白稀属寒痰；黄稠属热痰；白黏量多，易咯出属湿痰；白黏而少，难咯出属燥痰；痰夹泡沫属风痰；白稀夹泡沫属风寒；黄黏夹泡沫属风热；痰稠结块为老痰；干咳无痰属燥火。

（二）分证论治

小儿咳嗽的治疗原则首当分清邪正虚实、外感内伤，以分而治之。外感咳嗽一般邪气盛而正气未虚，治宜疏散外邪，宣通肺气为主，邪去则正安。一般不宜过早使用苦寒、滋腻、收涩、镇咳之药，以免留邪。内伤咳嗽，则应辨明由何脏累及所致，随证立法，补益五脏气阴。

1. 外感咳嗽

（1）风寒袭肺

【症状】初起咳嗽频作，喉痒声重，痰白清稀，鼻塞流涕，恶寒少汗，或发热头痛，全身酸痛，舌苔薄白，脉象浮紧，或指纹浮红。

【辨证要点】本证冬春季节多见。有明显感受风寒病史，并具有风寒袭肺的临床表现，如鼻塞清涕、咳嗽咽痒、痰白清稀、脉浮紧等。

【治法】疏散风寒，宣肺止咳。

【方药】三拗汤、止嗽散加减。

麻黄、杏仁、桔梗、前胡、甘草、陈皮、旋覆花。

若夹痰湿，咳而痰黏，胸闷，苔腻，加半夏、厚朴、茯苓以燥湿化痰；咳嗽迁延不愈，加紫菀、百部温润降逆，避免过于温燥辛散伤肺；表寒未解，里有郁热，热为寒遏，咳嗽音哑，气急似喘，痰黏稠，口渴，心烦，或有身热，加生石膏、桑白皮、黄芩以解表清里。

（2）风热犯肺

【症状】咳嗽不爽，痰黄黏稠，不易咯出，口渴咽痛，鼻流浊涕，或伴有发热头痛，恶风，微汗出，舌质红，舌苔薄黄，脉象浮数，或指纹浮露淡紫。

【辨证要点】具有感受风热外邪的病史，有风热犯肺的临床表现，如咳嗽痰黄、口渴咽痛、脉浮数等。

【治法】疏风清热，宣肺化痰。

【方药】桑菊饮加减。

桑叶、菊花、薄荷（后下）、连翘、桔梗、杏仁、芦根、甘草。

肺热重者加黄芩；喉痛红肿者加牛蒡子、射干、玄参、大青叶；咳重者加炙枇杷叶、前胡；痰多者加浙贝母、瓜蒌；鼻衄者加白茅根、仙鹤草；风热兼湿者加黄芩、薏苡仁；风热夹暑者，方用六一散加前胡、香薷、竹叶、鲜藿香、鲜佩兰、西瓜翠衣等。

（3）风燥伤肺证

【症状】干咳，连声作呛，喉痒，咽喉干痛，唇鼻干燥，无痰或痰少而黏连成丝，不易咯出，或痰中带有血丝，口干，初起或伴鼻塞、头痛、寒、身热等表证，舌质红干而少津，苔薄白或薄黄，脉浮数或小数。

【辨证要点】本证秋季节多见。具有风燥伤肺的临床表现，如干咳，连声作呛，唇鼻干燥，无痰或痰少而黏连成丝，不易咯出等。

【治法】疏风清肺，润燥止咳。

【方药】桑杏汤加减。

桑叶、薄荷（后下）、豆豉、杏仁、前胡、牛蒡子、南沙参、川贝母、天花粉、梨皮、芦根。

津伤较甚，干咳，咳痰不多，舌干红少苔，配麦冬、北沙参滋养肺阴；热重不恶寒，心烦口渴，酌加石膏、知母、栀子清肺泄热；肺络受损，痰中夹血，配白茅根清热止血。

另有凉燥证，乃燥证与风寒并见，表现干咳、少痰或无痰，咽干鼻燥，兼有恶寒发热，头痛无汗，舌苔薄白而干等症，用药当以温而不燥，润而不凉为原则，方取杏苏散加减：紫苏叶、杏仁、前胡、紫菀、款冬花、百部、甘草。

2. 内伤咳嗽

（1）痰热壅肺

【症状】咳嗽痰多，色黄黏稠，咯吐不爽，或有热腥味，或痰中带血，发热面赤，目赤唇红，烦躁不宁，甚则鼻衄，小便短赤，大便干燥，舌红苔黄，脉象滑数，或指纹色紫。

【辨证要点】一则辨痰：痰多，黏稠色黄，甚至痰中带血。二则辨热：发热面红，目赤唇红，烦躁不宁，小便短赤，大便干燥，舌红苔黄等。

【治法】清热肃肺、豁痰止咳。

【方药】清金化痰汤加减。

黄芩、栀子、知母、桑白皮、杏仁、川贝、瓜蒌、蛤壳、竹沥、半夏、射干、葶苈子、大黄。

痰热郁蒸，痰黄如脓或有热腥味，加鱼腥草、浙贝母、冬瓜子、薏苡仁等清热化痰；痰热伤津，口干，舌红少津，配北沙参、天冬、天花粉养阴生津。

（2）痰湿蕴肺

【症状】咳嗽反复发作，咳声重浊，痰多，色白而稀，每晨起或食后则咳甚痰多，胸闷纳呆，神乏困倦，舌质淡红，苔白腻，脉象濡滑。

【辨证要点】一则辨咳嗽伴有脾失健运之证候，如神乏困倦、纳食呆滞、苔腻脉滑等。二则辨湿痰特征，如咳嗽痰多、痰白清稀等。

【治法】燥湿化痰，理气止咳。

【方药】二陈平胃散合三子养亲汤加味。

半夏、陈皮、茯苓、苍术、厚朴、杏仁、紫菀、款冬花、紫苏子、白芥子、莱菔子。

寒痰较重，痰黏白如沫，畏寒背冷，加干姜、细辛温肺化痰；久病脾虚，神疲，加党参、白术、炙甘草。病情平稳后可服六君子丸以资调理，或合杏苏二陈丸标本兼顾。

（3）肺气亏虚

【症状】咳而无力，痰白清稀，面色㿠白，气短懒言，语声低微，喜温畏寒，体虚多汗，舌质淡嫩，脉细少力。

【辨证要点】病程较久，咳而无力，气短懒言，自汗盗汗，平素易患感冒。

【治法】补肺健脾。

【方药】玉屏风合六君子汤加减。

黄芪、太子参、茯苓、炒白术、防风、炙甘草、陈皮、法半夏、大枣、生姜。

气虚甚加黄精；咳甚痰多者加杏仁、川贝母、炙枇杷叶；纳食不佳者加炒谷芽、炒麦芽、焦山楂、鸡内金。

（4）肺阴亏虚

【症状】干咳无痰，或痰少而黏，不易咳出。口渴咽干，喉痒声嘶，手足心热，或咳嗽带血，午后潮热，舌红苔少，脉象细数。

【辨证要点】咳嗽少痰或无痰，并有阴虚内热之证候，如手足心热、午后潮热、舌红少苔等。

【治法】滋阴润肺。

【方药】沙参麦冬汤加减。

麦冬、玉竹、沙参、天花粉、生白扁豆、桑叶、生甘草。

咳甚痰中带血加白茅根、藕节、蛤粉炒阿胶以润肺止血；阴虚发热者加玄参、生地黄、石斛；潮热盗汗颧红者加银柴胡、炙鳖甲、青蒿、地骨皮。

四、医案解要

（一）刘石坚医案

刘某，男，2 岁，2020 年 1 月 2 日初诊。

【病史】患儿发热、咳嗽 1 周余。外院诊断支气管肺炎。曾予西药抗感染治疗及清热解毒、宣肺定喘之中药治疗，效果不佳。

【刻下症】现患儿仍有发热，体温 37.6℃。咳嗽，有痰，伴气喘，喉中有水鸣声，鼻塞流涕，无呕吐腹泻，舌苔白，脉弦紧。双肺呼吸稍粗，闻及明显哮鸣音及痰鸣音。

【诊断】

西医诊断：支气管肺炎。

中医诊断：小儿咳嗽，外感风寒，寒饮内伏证。

【治法】温肺化饮，宣肺解表。

【方药】射干麻黄汤加减。

射干 6g，麻黄 3g，紫菀 4g，细辛 1g，五味子 1g，款冬花 3g，半夏 4g，甘草 1g，生姜 1 片，大枣 3 个。2 剂，水煎服，日 1 剂。

【二诊】患儿热退，咳嗽气喘症状明显减轻，无鼻塞流涕，精神好转，食欲好转，舌苔白，脉弦紧。继服 2 剂，愈。

【按】本案以射干麻黄汤加减治愈小儿支气管肺炎，体现了中医“辨证求因，审因论治”的核心思想。患儿外感风寒，寒饮内伏，形成“外寒引动伏饮”之证，与《金匮要略》所言“咳而上气，喉中水鸡声”高度契合。前医误用清热解毒之品，未能切中寒饮病机，反伤阳气，故疗效不显。后改投温肺化饮、解表散寒之法，药证相符，遂获速效。此证属寒饮郁肺，肺失宣降，痰气交阻，故见气喘、哮鸣音。脉弦紧者，《濒湖脉学》释为弦脉端直似弓弦，紧脉如绳弹指间，主寒主痛，合参舌苔白，确为寒饮内伏之征。且患儿年幼，禀赋“稚阴稚阳”（《温病条辨》），脏腑娇嫩，易虚易实。前医过用寒凉，更伤脾胃阳气，致寒饮难化，反增喘咳。

此案印证了中医“观其脉证，知犯何逆，随证治之”的临证精髓。寒饮为患，非温不化；表里同病，非宣不解。射干麻黄汤之运用，既遵仲景古法，又参小儿体质，更警示后世医者：临证当以经典为纲，以病机为目，切忌见炎清热、见咳镇咳。

（二）何炎燊医案

苏某，男，9 个月，2005 年 9 月 15 日初诊。

【病史】患儿反复发热、咳嗽 3 周余。患儿于 2005 年 8 月 23 日发热，体温持续在 38~38.5℃，西医予抗感染、抗病毒等西药治疗，未见好转。

【刻下症】患儿近 10 天低热缠绵不退（体温 37.2℃），下午体温较高，T38℃，伴咳嗽。9 月 15 日入住院部治疗，请何老会诊。患儿形瘦面黄，烦躁，夜寐不安，咳嗽频频，咳声重浊，喉间痰鸣，舌质红，舌苔黄腻，脉浮滑数。双肺呼吸音粗，闻及湿啰音。

【辅助检查】X 线胸片示：双肺支气管肺炎。

【诊断】

西医诊断：支气管肺炎。

中医诊断：小儿咳嗽，邪陷少阳，痰热壅肺证。

【治法】和解少阳，宣肺清热，除痰止咳。

【方药】小柴胡汤合苇茎汤加减，2剂。

名家验方

小柴胡汤合苇茎汤加减

组成：柴胡6g，麦冬5g，黄芩3g，苇茎10g，冬瓜子10g，薏苡仁10g，瓜蒌仁5g，麻黄1.5g，苦杏仁6g，生甘草2g，鱼腥草（后下）5g，川贝母6g，地龙6g。

《伤寒论》113方中，使用率最高的是小柴胡汤，而且其应用范围最广。小柴胡汤不仅是和解少阳之主方，亦治汗后余热不退及热退后复热。《备急千金要方》之苇茎汤原治肺痈，后世推广应用。如王士雄在《温热经纬》中评价此方不仅为治肺痈之妙药，且可疗肺痹之危疴。"肺痹"首见于《内经》，乃一切外来邪毒犯肺，致肺气壅塞不通之病。何炎燊教授取本方治肺炎，因病在气分，乃去桃仁之破血，代以瓜蒌仁清痰热，此是善用古方治今病之范例。何老治幼儿药量一般较大，原因是：①治幼儿中药，只煎1次（成人煎2~3次），药中有效成分只煎出六成左右；②幼儿给药较难，每哭闹不肯服，强灌之，多从口角流出，入胃者最多一半。故何老治幼儿之普通药（如苇茎），用成人量三分之一左右，猛烈药（如麻黄）用成人量五分之一左右。

【二诊】患儿热退，咳减，痰涎、鼻涕仍多，脉浮数象减，仍滑。此为少阳半表半里之邪已解，然肺热未清，痰涎未净，转方宣肺清热，除痰止咳。方拟麻杏芩鱼汤合苇茎汤加减，2剂。

名家验方

麻杏芩鱼汤合苇茎汤加减

处方：麻黄1g，苦杏仁6g，生甘草2g，黄芩3g，鱼腥草（后下）10g，川贝母5g，瓜蒌仁6g，苇茎12g，冬瓜子10g，薏苡仁10g，地龙6g，天竺黄5g，蝉蜕5g，葶苈子5g。

麻杏芩鱼汤乃麻杏石甘汤之变法。何炎燊教授临床体会，大部分患儿服用石膏后易出现大便溏泻，乃改用黄芩、鱼腥草（后下）代替石膏，既无便溏之弊，且抗邪之力较强。

【三诊】患儿精神好转，喉间痰鸣消失，肺部体征正常，咳嗽明显减少，仍痰多，夜烦，寐差，大便溏泄，每日排2次。脉滑数象减，舌苔仍微黄腻。肺中痰热未全清。守前方加减，处方如下：麻黄1.5g，苦杏仁5g，生甘草2g，鱼腥草（后下）5g，川贝母5g，瓜蒌仁8g，苇茎10g，冬瓜子10g，薏苡仁10g，地龙6g，天竺黄6g，蝉蜕6g，葶苈子6g，麦冬5g。5剂。

【四诊】患儿咳嗽、痰鸣大减，夜寐稍安，烦躁好转，大便正常，舌苔微黄腻，脉不浮滑，略数。病已向安，唯恐余邪未净，再予肃肺生津，除痰止咳，为善后之计。方为：苇茎12g，冬瓜子12g，薏苡仁12g，瓜蒌仁6g，苦杏仁6g，鱼腥草（后下）10g，川贝母6g，麦冬8g，天竺黄6g，玄参10g，蛤壳10g，紫苏梗5g，乌梅3g。2剂，愈。

【按】本案为小儿温病传变之典型，其病证病机演变与治疗层次，深合《内经》“必先五胜，疏其血气，令其调达”之旨。患儿初感风温时邪，表热未彻，邪陷少阳，枢机不利，故见低热缠绵、咳嗽痰壅。何老首以小柴胡汤枢转少阳，透邪外达，暗合《伤寒论》中少阳为枢、和解表里之法；继用苇茎汤清肺涤痰，呼应《金匮要略》“热之所过，血为之凝滞，蓄结痈脓”之肺热壅实证治。二诊后，痰热胶结难化，增葶苈子、天竺黄泻肺逐痰，乃取法《金匮要略》“肺痈，喘不得卧，葶苈大枣泻肺汤主之”之峻药缓攻；终以玄参、麦冬、乌梅酸甘化阴，既遵《素问》“燥者濡之”之训，又应“存得一分津液，便有一分生机”之温病护阴要诀。

纵观全程，何老明辨“少阳枢机不利”与“痰热壅肺”之主次，先以和解开其郁闭，后以清化逐其痰热，终以润养复其气阴，步步为营，环环相扣，深得《素问》“谨守病机，各司其属”之妙。尤值称道者，乃活用经方不拘成法：小柴胡汤去人参、半夏之温，加麦冬之润，既防燥药助热，又顾小儿“稚阴未长”之体；苇茎汤合麻杏，宣通与清化并行，恰如《医宗金鉴》所体现的：治痰不理气，非其治也。此案示人：温病治肺，贵在分消痰热，兼顾气机升降；儿科用药，尤重轻灵透达，忌壅补峻攻。若能如此，则“正气存内，邪不可干”（《素问》）之理，自可践于临证矣。

（三）何世东医案

吴某，女，15个月，2020年8月17日初诊。

【病史】患儿反复发热、咳嗽4周余。2020年7月20日患儿出现发热，咳嗽，气促，经西医治疗后热退，但咳嗽不见好转，某医院检查提示肺炎支原体抗体阳性，X线示双肺支气管肺炎。中医诊断为风温犯肺，用麻杏甘石汤、桑菊饮等方药治疗；西医用抗生素治疗，效果均不显。

【刻下症】患儿仍有反复发热，阵发性咳嗽，有痰，气促，少许鼻塞，形体消瘦，面色淡黄，咳声不扬，胃纳差，舌质红，舌苔薄黄，脉浮滑数。双肺呼吸音粗，闻及少许痰鸣音。

【诊断】

西医诊断：支气管肺炎。

中医诊断：小儿咳嗽，风温犯肺，痰热壅肺，肺失宣降证。

【治法】清肺化痰，降气止咳。

【方药】苇茎汤加减。

苇茎10g，冬瓜子15g，瓜蒌仁10g，川贝母10g，紫苏梗8g，苦杏仁8g，半夏8g，麦冬10g，乌梅5g。2剂。

【二诊】患儿咳嗽减，呼吸稍平顺，脉舌同前，痰热稍除。故守前方合二陈汤加减，处方：川贝母8g，鱼腥草(后下)10g，苇茎15g，冬瓜子15g，薏苡仁15g，瓜蒌仁10g，百部10g，南沙参10g，半夏8g，橘红2g，生甘草5g。2剂。

【三诊】患儿咳嗽续减，呼吸平顺。舌质红，舌苔薄黄，脉滑数。痰热渐清。于前方去半夏、橘红之燥，加桑叶10g、竹茹10g、苦杏仁8g以清热涤痰，处方：川贝母8g，鱼腥草(后下)10g，苇茎15g，冬瓜子15g，薏苡仁15g，瓜蒌仁10g，桑叶10g，竹茹10g，苦杏仁8g，南沙参10g，生甘草5g。2剂。

【四诊】患儿咳嗽大减，呼吸平顺，但胃纳仍差。舌质红，舌苔薄黄，脉细弱。目下邪热已退，脾胃气虚，痰浊未全清，以补脾健胃为主，佐以降气除痰。方用六君子汤加减，处方：太子参12g，白术8g，茯苓10g，生甘草5g，橘红3g，谷芽15g，半夏6g，川贝母8g，紫苏梗8g，苦杏仁8g，山药15g，白扁豆15g。5剂。

【五诊】患儿咳嗽已减八九，胃纳正常，面色红润。舌质红，舌苔薄黄，脉平缓。痰热已除，脾胃功能渐健。仍予六君子汤加减以善后，处方：太子参12g，白术8g，茯苓10g，生甘草2g，橘红2g，半夏6g，川贝母8g，五味子3g，山药15g，紫苏梗6g，地龙8g。5剂，愈。

【按】本案乃风温犯肺、痰热壅肺，肺失宣降之证，迁延耗气，终致肺脾同病。其治程次第分明，法随证转，方药进退有度，深合《内经》中提到的“谨守病机，各司其属”之旨。初以苇茎汤加减清肺涤痰，二诊合二陈汤化裁，暗合《温病条辨》中“治上焦如羽，非轻不举”之训；后期转投六君子汤加减培土生金，正应《金匮要略》“四季脾旺不受邪”之论，足见何老“知标本者，万举万当”（《素问·标本病传论》）之机变。

初诊时患儿痰热胶结，肺气壅遏，故用苇茎汤加减清金泻热，此方源自《备急千金要方》，孙思邈谓其“治咳有微热，烦满，胸中甲错，是为肺痈”，本案虽非肺痈，然痰热阻肺之机相通。方中苇茎甘寒轻扬，独走肺经，如吴鞠通认为的：纯然清气分之热；冬瓜子、瓜蒌仁涤痰通腑，取“肺与大肠相表里”（归纳自《灵枢·本输》）之妙，使痰热从下而泄；川贝母润燥化痰，杏仁、紫苏梗升降相因，正合叶天士所提出的在肺为实，在脾为虚，初病治肺，久病治脾之枢机。

二诊患儿痰热稍挫而胶着难化，故合二陈汤加减燥湿化痰。《太平惠民和剂局方》记载：“二陈汤治痰饮为患，或呕吐恶心，或头眩心悸，或中脘不快”。然本案热象未除，故去原方辛温之生姜，加鱼腥草、百部清余热，南沙参益气养阴，此即张介宾“善补阳者，必于阴中求阳”之变通。三诊减半夏、橘红之燥，入桑叶、竹茹轻清透邪，苦杏仁涤痰乃遵“治上焦药宜轻清，若重浊则与肺位不合”之诫。

至四诊患儿痰热十去七八，脾胃虚象毕现。《脾胃论》中有脾胃虚则肺最受病这一观点。故转用六君子汤健脾化痰，佐山药、白扁豆培土生金，正合《难经·十四难》“损其肺者，益其气”之要义。张仲景在《金匮要略》中明示“病痰饮者，当以温药和之”，然本案余热未净，故去人参之壅，易太子参清补，加地龙通络化痰，暗藏“通阳不在温，而在利小便”（《外感温热篇》）之巧思。末以五味子酸收敛肺，既防辛散伤正，又应《神农本草经百种录》“主益气，咳逆上气”之效，终使金土相生，气阴得复。

纵观全程，先祛邪后扶正，先清肺后健脾，步步为营，终收全功。此即《伤寒论》“观其脉证，知犯何逆，随证治之”之活法，亦《医学心悟》“医家误，药不中，攻补寒温不对证”之反鉴。更妙在始终顾护胃气，《素问》所谓“五脏者，皆禀气于胃”，故虽清肺而用麦冬、乌梅保津，虽化痰而存谷芽、山药养脾，深得“有胃气则生”之教导。此案堪为肺系疾患兼脾虚证治之典范，示人治病当如持衡，轻重缓急皆不可偏废也。

特色疗法

1. 中药沐足

寒咳嗽药方：紫苏叶、紫苏梗、紫苏子、北杏、藿香、细辛等。作用：辛温解表，散寒止咳。沐足通过足太阳膀胱经吸收药力，驱散表邪。

风热咳嗽药方：鱼腥草、前胡、浙贝母、藿香等。作用：辛凉透热，化痰止咳。熏洗时药气由皮毛入肺，契合“肺合皮毛”理论。

2. 中药封包疗法

大黄芒硝方。操作要点：避开皮肤破损处，敷于肺俞、膻中等穴，使药力透入经络。

3. 推拿疗法

基础手法（清肺经、按天突、推膻中等）。作用：疏通肺络，理气化痰。

外感咳嗽手法：推攒竹穴、坎宫穴、太阳穴，黄蜂入洞，拿风池等。

内伤咳嗽手法：揉二马穴（二人上马穴）、气海穴、肺俞穴、肾俞穴。

五、预防调护

（一）预防

1. 强健体质，固护正气 中医经典《内经》言：“正气存内，邪不可干”，小儿“脏腑娇嫩，形气未充”，预防咳嗽首重增强体质。

（1）运动导引：每日晨起练习“小儿推拿五步法”：揉膻中（宽胸理气）、捏脊（调脾胃）、摩腹（助运化）、按足三里（健脾胃）、擦肺俞（宣肺气）。结合现代研究，规律运动可提升小儿的肺活量及呼吸道纤毛的运动功能，建议小儿每日户外活动时长≥1小时。

（2）饮食调养：遵循“五谷为养，五果为助”（《内经》），避免过食肥甘厚味（如炸鸡、甜点），以防痰湿内生。现代营养学建议：补充维生素A（胡萝卜、南瓜）维护呼吸道黏膜完整性，锌元素（牡蛎、瘦肉）增强免疫细胞活性。

（3）节气防护：《内经》强调“避其毒气”，针对四时邪气。

春防风：佩戴中药香囊（苍术、白芷、艾叶各3g），芳香化浊驱风邪。

夏防暑湿：饮荷叶薏米水（鲜荷叶半张，薏苡仁15g），健脾利湿防咳痰。

秋防燥：晨起含服秋梨膏（梨汁，麦冬，百合），润肺防干咳。

冬防寒：艾灸大椎穴（第7颈椎下），提升阳气抗外寒。

2. 环境管理，阻断病源 现代医学强调环境因素对呼吸道的影响，需注意以下几点。

（1）空气质量：室内PM2.5浓度应＜35μg/m³，使用空气净化器并每日通风2次，每次30分钟。

（2）湿度调控：维持相对湿度50%~60%，过湿易滋生霉菌，过燥损伤气道黏膜。

（3）过敏原控制：每周用55℃以上热水清洗床品（灭活尘螨），避免使用毛绒玩具。

（二）护理

1. 外感咳嗽分期护理

（1）初期（风寒/风热袭表）

风寒证：生姜葱白浴（生姜50g，葱白30g煮水泡脚），发汗散寒。配合现代物理降温法：38.5℃以下以温水擦浴代替退热药。

风热证：银翘散化裁雾化（连翘、金银花各5g煎汤雾化），清肺透邪。现代研究显示，雾化可直达气道，减少全身用药副作用。

（2）极期（痰热壅肺）

推拿疗法：清肺经（无名指掌面从指根推向指尖）300次，揉掌小横纹（掌面小指根下）200次，助排痰。

中西医结合：痰稠难咯者，可配合盐酸氨溴索口服液稀释痰液。

（3）恢复期（肺脾气虚）

采用健脾方：山药莲子粥（山药30g，莲子15g，粳米50g），补土生金。现代研究证实，山药多糖可调节肠道菌群，增强免疫力。

2. 内伤咳嗽调护

（1）食积咳嗽（症见咳伴口臭、腹胀）：选用保和丸化裁药浴。山楂、莱菔子各20g煮水泡脚，消食导滞。配合现代腹部按摩（顺时针揉腹5min/次），促进胃肠蠕动。

（2）过敏性咳嗽（夜间咳甚、遇冷风发作）：选用三伏贴改良法。白芥子、细辛、延胡索等量研末，姜汁调敷肺俞、定喘穴，冬病夏治。可联合使用现代脱敏疗法（如尘螨过敏者口服免疫制剂）。

（3）心因性咳嗽（紧张时干咳无痰）：选用中医五音疗法。聆听商调式乐曲（如《阳春白雪》），配合按揉太冲穴（足背第1~2跖骨间），疏肝理气。现代心理干预可采用游戏疗法转移注意力。

（三）食疗方

1. 外感咳嗽食疗方

（1）风寒初起：葱豉汤（《肘后备急方》），葱白3根，淡豆豉10g，水煎加红糖，服后覆被微汗。现代解析：葱白含大蒜素，抑制呼吸道病毒；红糖补铁，增强抗寒力。

（2）风热袭肺：桑菊饮（《温病条辨》），桑叶5g，菊花3g，芦根10g，代茶饮。可添加蜂蜜5ml（1岁以上），其含葡萄糖氧化酶，抑制细菌黏附。

2. 内伤咳嗽调理方

（1）痰湿蕴肺（咳声重浊、痰白稠）：二陈粥，茯苓10g，陈皮5g，粳米50g，健脾化痰。现代解析：茯苓多糖调节Th1/Th2免疫平衡，减少痰液分泌。

（2）肺阴不足（干咳少痰、舌红少苔）：沙参玉竹炖瘦肉，北沙参15g，玉竹10g，瘦肉100g，慢炖2小时。沙参皂苷可促进气道黏液细胞再生。

3. 经典方改良与现代应用

（1）秋梨膏：梨汁500ml＋罗汉果1个＋益生菌粉（乳杆菌）1g，低温熬制。既润肺止咳，又调节肠道菌群-肺轴。

（2）纳米姜茶：生姜提取物（姜烯酚纳米脂质体）200mg/包，生物利用度提升3倍，适合拒药小儿。

第四章　肺炎喘嗽

一、概　　述

肺炎喘嗽是中医儿科常见的肺系疾病，以发热、咳嗽、痰壅、气急、鼻煽为主要临床表现，严重者可见张口抬肩、呼吸困难、面色苍白、口唇青紫等症状。其病名首见于清代谢玉琼的《麻科活人全书》，书中对其症状进行了详细描述，如“气促发喘，鼻煽胸高”，形象地展现了该病的典型表现。

从中医理论来看，当外邪犯肺时，肺气失于宣肃，闭郁不宣，气逆而咳嗽；肺气郁闭，津液不能正常输布，聚而成痰，痰阻气道，则见痰壅，气急；病情进一步发展，肺气闭塞，呼吸不畅，可出现鼻煽等症状。因此，肺炎喘嗽的基本病机为肺气郁闭，清肃失司。

在现代医学中，肺炎喘嗽与小儿肺炎的概念有一定的关联，但又不完全等同。小儿肺炎是指不同病原体或其他因素（如吸入羊水，过敏反应等）所引起的肺部炎症，主要临床表现为发热，咳嗽，气促，呼吸困难和肺部固定中、细湿啰音等症状。其病因主要包括病毒、细菌、支原体、衣原体等感染，以及理化因素，免疫损伤等。

小儿肺炎与肺炎喘嗽的关联在于，前者的临床表现与后者的症状有相似之处，如发热、咳嗽、气促等，在诊断和治疗上也存在一定的交叉。中医的肺炎喘嗽涵盖了多种西医诊断的肺部疾病，其中小儿肺炎是较为常见的一种。然而，二者也存在区别。中医的肺炎喘嗽更注重从整体观念出发，强调人体自身的阴阳平衡和脏腑功能的协调，通过望、闻、问、切等方法收集患者的症状、体征、舌象、脉象等信息，进行综合分析和辨证论治。而西医的小儿肺炎则更侧重于依据病原体检测、胸部影像学检查（如 X 线、CT 等）以及实验室指标（如血常规、C 反应蛋白、降钙素原等）来明确诊断，并根据病原体的种类选择相应的抗感染药物进行治疗，同时注重对症支持治疗，如吸氧、退热、止咳平喘等。

二、病因病机

（一）外感因素

1. **六淫之邪侵袭** 风、寒、暑、湿、燥、火（热）六淫邪气是小儿肺炎喘嗽的主要外感病因。风为百病之长，常兼夹他邪致病。

风寒闭肺，恶寒无汗、痰白稀、舌苔薄白、脉浮紧（寒邪束表，肺气郁闭）；风热闭肺，发热有汗、痰黄稠、舌红苔黄、脉浮数（热邪犯肺，灼津为痰）；暑湿犯肺，夏季多见，高热口渴、胸闷痰黏（暑热夹湿，困阻肺气）；湿邪困肺，痰多胸闷、病程缠绵（湿性黏滞，上渍于肺）；燥邪伤肺，干咳少痰、鼻咽干燥（燥伤肺津，失于濡润）；火热壅肺，高热痰黄、气急鼻煽（火性炎上，灼伤肺络）。

2. **时行疫毒感染** 疫毒致病力强，传染性高，起病急骤，直犯肺卫，迅速化热化火，表现为高热、咳嗽、气急鼻煽，易内陷营血，出现神昏痉厥等危候。防治需早期隔离，清热解毒，宣肺透邪。

（二）内伤因素

1. **小儿生理病理特点** 肺常不足，卫外不固，易感外邪。脾常不足，运化失职，痰湿内生。肾常虚，纳气无权，久病喘甚（肾虚不纳，气逆为喘）。

2. **饮食、情志及其他因素** 饮食不节，过食肥甘生痰，生冷伤阳，痰浊阻肺。情志失调，气机逆乱，肺失肃降（惊恐焦虑可诱发或加重喘嗽）。禀赋不足，先天体弱，正虚易感（与父母体质、孕期调护相关）。

（三）病机关键与演变

1. **肺气郁闭的核心病机** 肺气郁闭在肺炎喘嗽的发病机制中占据着核心地位，是导致疾病发生发展的关键环节。肺气郁闭，肺气不能正常宣发，卫气被遏；肺气失于肃降，气逆而嗽。肺气郁闭，津停为痰，痰阻气闭，从而出现气急，鼻煽等症状。

在临床中，肺气郁闭的程度和表现形式与病情的严重程度密切相关。病情较轻时，肺气郁闭程度相对较轻，可能仅表现为轻微的咳嗽，气急、发热也不明显；随着病情的发展，肺气郁闭逐渐加重，咳嗽会变得剧烈，气急加剧，甚至出现张口抬肩，呼吸困难等症状，发热也会更高。

2. **痰、热、瘀的相互转化** 在肺炎喘嗽的病程中，痰、热、瘀互结，相互转化。外邪侵袭肺卫，导致肺气郁闭，郁而化热，炼液为痰，从而产生痰热。痰热相互搏结,阻滞气道;热邪煎熬血液,会导致血液黏稠,运行不畅,形成瘀血,瘀阻肺络。

具体来说,当小儿外感风热之邪时,热邪迅速入里,灼伤肺津,肺津凝聚成痰,形成痰热。痰热闭阻气道,可出现咳嗽剧烈,咳痰黄稠,气急鼻煽等症状。随着病情的发展,热邪进一步炽盛,会灼伤血脉,导致血液运行不畅,形成瘀血,瘀血阻滞肺络,可出现面色青紫、舌质紫暗等症状。此时,痰,热,瘀相互交织,形成恶性循环,使病情更加复杂和严重。

3. **疾病传变规律**　肺炎喘嗽传变规律:在疾病初期,外邪侵犯肺卫,以表证为主;若外邪不能及时疏散,邪气入里化热,可传至气分,此时以痰热闭肺为主,病情加重。进一步发展为热邪炽盛,可内陷营血,此时病情危重。此外,肺炎喘嗽还可兼夹其他脏腑病变。

三、辨证论治

(一)常见证型及论治

1. 风寒闭肺证

【**症状**】恶寒发热,无汗,呛咳气急,痰白而稀,口不渴,咽不红,舌质不红,舌苔薄白或白腻,脉浮紧,指纹浮红。

【**辨证要点**】风寒之邪外袭,由皮毛而入,首先犯肺,肺失肃降,其气上逆,则呛咳气急;卫阳为寒邪所遏,阳气不能敷布周身,故恶寒发热,无汗;肺气闭塞,水液输化无权,凝而为痰,故痰白而稀;舌质不红,舌苔薄白或白腻,脉浮紧,指纹浮红,均为风寒犯肺,邪在表分之象。

【**治法**】辛温宣肺,化痰降逆。

【**方药**】华盖散加减。

麻黄,苦杏仁,甘草,桑白皮,紫苏子,茯苓,陈皮。

痰多,苔白腻者,加半夏,莱菔子;寒邪外束,内有郁热,症见发热口渴,面赤心烦,苔白,脉数者,则宜用大青龙汤。

2. 风热闭肺证

【**症状**】发热恶风,微有汗出,咳嗽气急,痰多、黏稠或黄,口渴咽红,舌红,苔薄白或黄,脉浮数,指纹浮紫或紫滞。

【**辨证要点**】风热之邪外侵,肺气郁阻,失于宣肃,则致发热咳嗽;邪闭肺络，水液输化无权，留滞肺络，凝聚为痰，故见痰多、稠或黄；舌红，苔薄白或黄，脉浮数均为风热犯肺，邪在表分之象。发热恶风，咳嗽气急，痰黄黏稠。

【治法】辛凉宣肺，降逆化痰。

【方药】银翘散合麻黄杏仁甘草石膏汤加减。

金银花，连翘，淡豆豉，牛蒡子，薄荷，荆芥，桔梗，甘草，淡竹叶，芦根，麻黄，苦杏仁，石膏。

咳嗽痰多者，加川贝母，瓜蒌皮，天竺黄；热重者，加黄芩，栀子，板蓝根，鱼腥草；热重便秘者，加桑白皮，大黄；热甚伤阴者，加北沙参，石斛，地黄。

3. 痰热闭肺证

【症状】发热，烦躁，咳嗽喘促，气急鼻煽，喉间痰鸣，口唇青紫，面赤口渴，胸闷胀满，泛吐痰涎，舌质红，舌苔黄腻，脉滑数，指纹紫滞。

【辨证要点】痰热胶结，闭阻于肺，则致发热咳嗽，气急鼻煽，喉间鸣；堵胸宇，胃失和降，则胸闷胀满，泛吐痰涎；肺热壅盛，则见面赤口渴；肺气郁闭，气滞血瘀，血流不畅，则致口唇发绀；舌质红，舌苔黄腻，脉滑数皆为痰热内盛之象。

【治法】清热涤痰，开肺定喘。

【方药】五虎汤合葶苈大枣泻肺汤加减。

麻黄，苦杏仁，石膏，甘草，细茶，生姜，葶苈子，大枣。

痰盛者，加浙贝母，天竺黄，竹沥；热甚者，加黄芩，连翘；热盛便秘，痰壅喘急者，加大黄，或用牛黄夺命散；面唇青紫者，加丹参，赤芍。

4. 毒热闭肺证

【症状】高热持续，咳嗽剧烈，气急鼻煽，喘憋，涕泪俱无，鼻孔干燥，面赤唇红，烦躁口渴，小便短黄，大便秘结，舌红而干，舌苔黄燥，脉洪数，指纹紫滞。

【辨证要点】毒热内闭肺气，熏灼肺金，则致高热持续，咳嗽剧烈，气急喘憋，烦躁口渴，面赤唇红，小便短黄，大便干结；毒热耗灼阴津，津不上承，清不利则见涕泪俱无，鼻孔干燥如煤烟；舌红而干，舌苔黄燥，脉洪数皆为毒热内盛之象。

【治法】清热解毒，泻肺开闭。

【方药】黄连解毒汤合麻黄杏仁甘草石膏汤加减。

黄芩，黄连，黄柏，栀子，麻黄，石膏，苦杏仁，甘草。

热重者，加虎杖，蒲公英，败酱草；腹胀大便秘结者，加大黄，玄明粉；口干鼻燥涕泪俱无者，加地黄，玄参，麦冬；咳嗽重者，加前胡，款冬花；烦躁不宁者，加白芍，钩藤。

5. 阴虚肺热证

【**症状**】病程较长，干咳少痰，低热盗汗，面色潮红，五心烦热，舌质红乏津，舌苔花剥，少苔或无苔，脉细数，指纹淡红。

【**辨证要点**】小儿肺脏娇嫩，久热久咳，耗伤肺阴，则见干咳，无痰，舌红乏津。余邪留恋不去，则致低热盗汗，舌苔黄，脉细数。

【**治法**】养阴清肺，润肺止咳。

【**方药**】沙参麦冬汤加减。

沙参，麦冬，玉竹，甘草，桑叶，白扁豆，天花粉。

余邪留恋，低热起伏者，加地骨皮，鳖甲，青蒿；久咳者，加百部，枇叶，诃子；汗多者，加龙骨，牡蛎，五味子。

6. 肺脾气虚证

【**症状**】咳嗽无力，喉中痰鸣，低热起伏不定，面白少华，动辄汗出，食欲缺乏，大便，舌质偏淡，舌苔薄白，脉细无力，指纹淡。

【**辨证要点**】体质虚弱或伴有其他疾病者，感受外邪后易累及于脾，导致病情迁延不愈。若病程中肺气耗伤太过，正虚未复，余邪留恋，则发热起伏不定；肺虚，气无所主，则致咳嗽无力：肺气虚弱，营卫失和，卫表失固，则动辄汗出；脾虚运化不健，痰湿内生，则致喉中痰鸣，食欲缺乏，大便溏；肺脾气虚，气血生化乏源，则见面色无华，神疲乏力，舌淡苔薄，脉细无力。

【**治法**】补肺健脾，益气化痰。

【**方药**】人参五味子汤加减。

人参，白术，茯苓，五味子，麦冬，甘草，生姜，大枣。

咳嗽痰多者，去五味子，加半夏，陈皮，苦杏仁；咳嗽重者，加紫菀，款冬花；动则汗出重者，加黄芪，龙骨，牡蛎；汗出不温者，加桂枝，白芍；食欲缺乏者，加山楂，六神曲，麦芽。

（二）变证

1. 心阳虚衰

【**症状**】突然面色苍白，口唇青紫，呼吸困难，或呼吸浅促，额汗不温，四肢冷，烦躁不安，或神萎淡漠，肝脏迅速增大，舌质略紫，苔薄白，脉细弱而数，指纹青紫，可达命关。

【辨证要点】肺为邪闭，气机不利，气为血之帅，气滞则血瘀，心血运行不畅，可致心失所养，心气不足，心阳不能运行，敷布全身，则致面色苍白，口唇青紫，四肢冷；肝为藏血之脏，右胁为肝脏之位，肝血瘀阻，故右胁下出现痞块；脉通于心，心阳虚，运血无力，则脉微弱而数。

【治法】温补心阳，固脱救逆。

【方药】参附龙牡救逆汤（经验方）加减。

人参，附子，龙骨，牡蛎，白芍，甘草。

气阴两竭者，加麦冬，西洋参；肝脏增大者可酌加红花，丹参；也可用独参汤或参附汤少量频服以救急。

2. 邪陷厥阴

【症状】壮热烦躁，神昏谵语，四肢抽搐，口噤项强，两目窜视，舌质红绛，指纹青紫，可达命关，或透关射甲。

【辨证要点】小儿感受风温之邪，易化热化火，内陷厥阴，邪热内陷手厥阴心包经，则致壮热，烦躁，神志不清；邪热内陷足厥阴肝经，则热盛动风，致四肢抽搐，口噤项强，两目窜视。温热化火伤阴，故舌质红绛。

【治法】平肝息风，清心开窍。

【方药】羚角钩藤汤合牛黄清心丸加减。

羚羊角，桑叶，川贝母，地黄，钩藤，菊花，茯神，白芍，甘草，竹茹，牛黄，黄芩，黄连，栀子，郁金，朱砂。

昏迷痰多者，加石菖蒲，胆南星，竹沥；高热神昏抽搐者，可选加紫雪散，安宫牛黄丸和至宝丹。

四、医案解要

（一）何世东医案

张某，男，6岁，2003年2月5日初诊。

【病史】患儿因“咳嗽发热3天”就诊。3天前无明显诱因出现发热，继而高热（热峰39.8℃），口服退热药后热可退，但未退治正常。午后热甚，伴有面赤唇红，汗出热不退，口渴喜冷饮，咳嗽气促，喉间痰鸣，烦躁哭闹，夜卧不安，大便干结如羊屎，小便短赤，舌质红、苔黄厚，指纹紫滞达气关。

【刻下症】患儿体温 38.8℃，呼吸 40 次 /min，脉搏 120 次 /min。神志清，精神欠佳，口唇轻度发绀，咽充血，扁桃体Ⅱ度肿大，双肺可闻及痰鸣音及少许湿啰音。

【辅助检查】血常规：白细胞总数正常，淋巴细胞比例稍增高。胸部 X 线片：双肺纹理增粗，可见小斑片状阴影。

【诊断】肺炎喘嗽，肺胃热盛证。

【治法】清热解毒，宣肺化痰，佐以通腑泄热。

【方药】银翘白虎汤合麻杏石甘汤加减。

处方：麻黄 2g，杏仁 4g，生石膏(先煎)15g，甘草 2g，金银花 6g，连翘 6g，知母 5g，黄芩 5g，板蓝根 6g，麦冬 5g，鱼腥草 6g，五指毛桃 6g，大黄(后下)3g，炒莱菔子 5g，3 剂，水煎服，每日 1 剂，分 3 次温服。

【二诊】患儿服药后高热渐退（体温 38℃），大便通畅，咳嗽减轻，痰仍黄稠，口渴缓解，夜寐稍安，舌红、苔薄黄，指纹紫滞退至风关。呼吸平稳（30 次 /min），肺部痰鸣音减少。继清肺胃余热，化痰止咳，兼顾脾胃。原方去大黄，加桑白皮、浙贝母 5g（增强化痰止咳功效），茯苓 6g（健脾渗湿）。

【三诊】患儿热退（体温 37.2℃），咳嗽偶作，痰少色白，食欲渐复，二便调，舌淡红、苔薄白，指纹淡红。呼吸平稳，肺部听诊无异常。遂予清余热，健脾益气，养阴生津。予沙参麦冬汤加减，北沙参 6g，麦冬 5g，玉竹 5g，茯苓 6g，白术 5g，甘草 2g，五指毛桃 6g，炒谷芽 6g（助消化）。3 剂，煎服法同前。

【按】本医案为小儿肺胃热盛证的典型治疗过程，其病机特点与成人不同，需结合小儿“脏腑娇嫩，形气未充”的生理特点进行辨证施治。首诊阶段，患儿高热、咳嗽、便秘并见，舌红苔黄厚，指纹紫滞，此为外感风热内传，肺胃同病之象。小儿“阳常有余，阴常不足”，热邪易伤津液，故口渴、便干；肺气不降，痰热壅盛，故咳嗽气促、喉间痰鸣。治疗上，以银翘白虎汤合麻杏石甘汤为主，清肺胃之热，宣肺平喘。因小儿脾胃较弱，大黄用量宜轻（3g），并配伍炒莱菔子消食化痰，防止通泻过度损伤脾胃。五指毛桃健脾益气，扶正祛邪，体现“攻邪不伤正”的原则。在二诊时，患儿大便已通，高热渐退，说明其腑气通畅，热邪有外泄之机。此时去大黄，防过泻伤正，转而加桑白皮、浙贝母化痰止咳，茯苓健脾渗湿，既清余热，又护脾胃。此阶段治疗重点由“泻热通腑”转向“清肺化痰”，符合小儿病情变化特点。至三诊，患儿热退咳减，舌淡苔薄，指纹转淡，提示邪热已去大半，但肺胃阴液未复，脾胃功能尚未完全恢复。故以沙参麦冬汤加减滋养肺胃之阴，配伍茯苓、白术、炒谷芽健脾助运，防止病后消化不良或反复外感。此方设计体现了“治未病”的思想，注重调理小儿体质，增强其抗病能力。从治法特点看，本案贯穿了儿科“急症宜清、缓症宜调”的治疗原则；分阶段论治，初期以清热解毒为主，兼顾通腑；中期化痰止咳，兼顾脾胃；后期养阴健脾，巩固疗效。脏腑相关理论应用，肺与大肠相表里，通腑可助泻肺热；脾胃为后天之本，清热同时需护脾胃，防止苦寒伤正。药物剂量调整，小儿用药量轻，中病即止，如大黄仅用3g，避免损伤阳气。此外，本案提示临床需注意两点：其一，小儿肺胃热盛证易兼夹食积，故初诊加炒莱菔子消食导滞；其二，高热时需警惕热极生风，若出现惊厥，可加钩藤、蝉蜕息风定惊。综上所述，本医案通过三诊次第调方，展示了儿科辨证论治的灵活性与整体性。其核心在于精准把握小儿生理病理特点，既祛邪务尽，又防过剂伤正，充分体现了中医“因人、因龄制宜”的诊疗智慧。

（二）刘石坚医案

李某，男，3岁6个月，2022年11月20日就诊。

【病史】患儿发热伴咳嗽，气喘3天，加重1天。3天前患儿因天气骤变后出现发热现象，体温波动在37.8~38.9℃，开始时有轻微流涕，随后出现咳嗽，呈阵发性发作，喉间痰鸣明显，咳声重浊，痰黄白黏，难以咳出。1天前，发热不退，体温高达39℃，咳嗽，气喘加剧，鼻煽，哭闹不安，吃奶及辅食明显减少，睡眠不安稳，大便稍干，小便短黄。家长曾自行给予小儿氨酚黄那敏颗粒、止咳糖浆等药物，症状未见明显缓解，遂来就诊。

【刻下症】患儿咽充血（+），扁桃体不大，双肺呼吸音粗，可闻及喘鸣音以及痰鸣音，舌红苔黄腻，脉滑数，指纹紫滞。

【辅助检查】血常规：白细胞计数12.5×10^9/L，中性粒细胞百分比76%；C反应蛋白18mg/L；胸部X线检查示：双肺纹理增粗，右肺下叶可见小片状模糊阴影。

【诊断】肺炎喘嗽，痰热闭肺证。

【治法】清热化痰，宣肺开闭。

【方药】小儿止咳平喘汤加减。

处方：麻黄 3g，北杏仁 5g，紫苏子 5g，毛冬青 15g，连翘 5g，蛤粉 10g，五味子 3g，白术 3g，法半夏 5g，桔梗 5g，僵蚕 7g，细辛 2g，甘草 6g。3 剂，水煎取汁 150ml，分 5 次温服，每日 3~4 次。

【二诊】2022 年 11 月 23 日二诊：家长诉患儿服药后体温降至 37.5℃，咳嗽、气喘有所减轻，喉间痰鸣减少，睡眠较前安稳，能少量进食。舌质红，苔薄黄腻，指纹淡紫，达风关，脉滑。守上方去细辛，麻黄减至 2g，继服 3 剂。

【三诊】2022 年 11 月 26 日三诊：患儿体温恢复正常，咳嗽明显减轻，偶有单声咳嗽，无气喘，喉间无痰鸣，饮食、睡眠正常。舌质淡红，苔薄白，指纹淡红，脉平。调整方药：北杏仁 3g，紫苏子 3g，毛冬青 8g，连翘 5g，蛤粉 8g，五味子 3g，白术 4g，法半夏 4g，桔梗 3g，僵蚕 3g，甘草 3g。3 剂，水煎服，巩固疗效。

【随诊】患儿经治疗后，症状完全消失，复查血常规、胸部 X 线检查均恢复正常。随访 2 周，未见复发，病情痊愈。

【按】小儿肺炎喘嗽为儿科常见急症，其病位在肺，常因外邪引动伏痰，痰热搏结，壅塞肺络，致肺气郁闭，宣降失司。本案患儿以发热、咳嗽、气喘、痰鸣为主症，舌红苔黄腻、脉滑数、指纹紫滞，四诊合参，显属痰热闭肺之实证。肺为娇脏，小儿尤甚，其“阳常有余，阴常不足”的生理特点，易从热化，痰热胶结，闭阻气道，发为喘嗽。故治当以清化痰热、宣肺开闭为要，尤需兼顾小儿“稚阴稚阳”之体，遵循吴鞠通“其用药也，稍呆则滞，稍重则伤”之训，慎用峻猛，取轻清灵动之法，使药力如春风化雨，透达肺络而不伐正气。方中君药以麻黄、杏仁、紫苏子为轴，深谙“肺以宣降为顺”之机：麻黄辛温，本为发汗峻剂，然减量至 3g，取其轻扬之性，专功宣肺解表、平喘利气，配伍寒凉之品，既防辛温助热，又成“火郁发之”之势；杏仁苦平，其“辛能横行而散，苦能直行而降”，与麻黄相合，一宣一降，如开阖之枢，调畅气机；紫苏子性润而降，其散气甚捷，降气最速，既助杏仁降气化痰，又以其滑利之性导痰下行。三药配伍，升降相因，共疏肺郁，直指气机壅滞之病本。臣药择毛冬青、连翘相须为用，体现痰热瘀毒并治之巧思：毛冬青苦寒，清热解毒、活血通络，古籍载其善清肺火，散瘀结。其既能直折痰热，又通肺络之滞，改善气血壅塞；连翘轻清，能透表解肌，清热逐风，尤善透散肺中郁热，与毛冬青配伍，一清一透，使热邪外达有径，痰瘀分消有道。二者相合，既解气分痰热，又活血分瘀滞，契合小儿肺炎“热、痰、瘀”交织之病机特点。佐药配伍尤显匠心，暗含“动态平衡”之妙。蛤粉、五味子同用，展现“清化与固护”之衡：蛤粉咸寒，清热化痰而不燥，《金匮钩玄》总结了其功效：热痰能降，湿痰能燥，结痰能软。蛤粉能使胶结之痰热从下而消；五味子酸温，《本草纲目》言其“收肺气，补气不足”，与麻黄宣散相制，既防肺气耗散，又敛肺止咳，形成“开阖有度”之势。白术、法半夏合用体现“标本兼治”之智：白术甘温，健运中州，运化水湿，脾土旺则清气善升，而精微上奉，浊气善降，而糟粕下输；法半夏辛温，燥湿化痰，能消痰、下肺气，二者相合，健脾气以绝生痰之源，化湿浊以清贮痰之器，正合“脾为生痰之源，肺为贮痰之器”之论。桔梗、僵蚕、细辛更是彰显“通络透邪”之巧：桔梗辛平，为“舟楫之剂”，载药上行，直达病所，兼利咽喉；僵蚕咸辛，祛风化痰，《本草备要》言其“得清化之气，故能治风化痰，散结行经”，尤善搜剔络中伏痰；细辛辛温，微量用之（1~2g），取其“辛以润之”（《素问》），温化寒饮，反佐大队寒凉药，防冰伏邪气，与麻黄协同增强宣肺之力，体现张仲景“寒热并用”之遗韵。使药以甘草收尾，甘平调和诸药，润肺止咳，缓麻黄、细辛之辛烈，护胃气而守中州，古籍言甘草得中和之性，调补之功，故毒药得之解其毒，刚药得之和其性。全方融“清、宣、降、敛、通、化”六法于一体：以清化痰热为基，宣降肺气为枢，收敛固护为防，通络化滞为助，更兼健脾绝源之远见。其配伍之妙，尤在“四对平衡”：一寒温相制，毛冬青之寒与细辛之温，清热不伤阳，温化不助火；二宣敛相济，麻黄之宣散与五味子之收敛，疏泄有度，防正气耗散；三升降相因，桔梗载药上行，杏仁、苏子降气下行，复肺脏宣肃之常；四标本兼治，法夏、蛤粉化痰治标，白术健脾固本，断痰饮再生之根。此方深得儿科“轻、清、灵、动”用药精髓，既遵“体禀少阳”之小儿生理特点，又合“痰热闭肺”之病机关键，堪为攻邪不伤正、清热不凝滞、化痰不留瘀的典范之方。

（三）任国珍医案

患儿，男，5岁，2024年10月15日初诊。

【病史】患儿发热、咳嗽5日，加重伴气喘2日。5天前，患儿因受凉后出现发热，体温最高达38.5℃，其家人自行给患儿服用退烧药后，其体温有所下降，但仍反复。咳嗽频作，呈阵发性，咳声重浊，痰液黏稠，色黄不易咳出。近2日，咳嗽加剧，气喘明显，呼吸急促，鼻煽，喉间痰鸣漉漉，夜间症状尤为严重，难以平卧入睡，伴有食欲缺乏，大便干结，2日未行，小便短赤。

【刻下症】患儿精神欠佳，面色潮红，呼吸急促，舌质红，舌苔黄腻，脉滑数。听诊：双肺呼吸音粗，可闻及广泛的哮鸣音及中小水泡音。

【辅助检查】血常规：白细胞计数 $12.5 \times 10^9/L$，中性粒细胞百分比 75%；胸部 X 线检查示：双肺纹理增粗，可见斑片状阴影。

【诊断】肺炎喘嗽，痰热闭肺证。

【治法】清热化痰，宣肺止咳平喘。

【方药】清肺平喘汤。

炒葶苈子 3g，炒紫苏子 3g，炒白芥子 3g，瓜蒌仁壳 6g，桑白皮 4.5g，白前 3g，炒莱菔子 3g，紫菀 3g，淡竹叶 3g，苇根 6g，葱白自备。3 剂，水煎服，每日 1 剂，分 3 次温服。

【二诊】2024 年 10 月 18 日复诊：患儿服药后，发热已退，咳嗽、气喘明显减轻，呼吸较前平稳，喉间痰鸣减少，大便已通，呈软便，小便正常，食欲有所改善。舌质红，舌苔薄黄，脉滑。效不更方，守上方 3 剂，继续服用。

【三诊】2024 年 10 月 21 日复诊：患儿咳嗽、气喘基本消失，偶有轻咳，痰液清稀，精神状态良好，饮食、睡眠正常，二便调。舌质淡红，舌苔薄白，脉平。予南沙参 6g，麦冬 6g，玉竹 6g，甘草 3g，3 剂，以巩固疗效，调理善后。

【按】本案患儿的情况是外感风邪后病情发展变化的典型案例。在中医理论体系中，人体的健康依赖于内外环境的协调平衡，外界邪气侵犯人体时，若正气不足以抵御，邪气便会乘虚而入。本案患儿因外感风邪，风为阳邪，其性开泄，侵袭人体肌表后，未能及时疏散，进而入里化热。热邪具有燔灼、耗气伤津的特性，它煎熬人体的津液，使得津液变得浓稠，凝聚成痰，痰热相互交结，阻滞于肺脏。肺在人体脏腑中主气，司呼吸，为娇脏，喜润恶燥，其正常生理功能是宣发和肃降。当痰热闭阻于肺时，肺的宣发和肃降功能严重受损。肺失宣降，肺气上逆，就出现了咳嗽症状；肺气不畅，呼吸通道受阻，故而气喘；痰热蕴结于肺，炼液为痰，所以痰液黄稠。这些症状共同构成了痰热闭肺的典型临床表现。再看方剂的配伍，其中蕴含着精妙的中医智慧。炒葶苈子和桑白皮在方中发挥着泻肺平喘、利水消肿的重要作用。肺中痰火壅盛，就如同河道堵塞，水流不畅，炒葶苈子和桑白皮能够像疏通河道的工具一样，降下肺中壅滞的痰火，恢复肺气的顺畅流通。从中医的性味归经理论来看，炒葶苈子性大寒，味苦、辛，归肺、膀胱经，其苦寒之性能够泄降肺气之壅闭，利水消肿，对于痰热壅肺导致的喘咳痰多、水肿等症状有很好的疗效；桑白皮性寒味甘，归肺、脾经，擅长清泻肺火，平喘止咳，二者相伍，协同增效，共同针对肺中痰火之壅盛进行治疗。炒紫苏子、炒白芥子、炒莱菔子组成的三子养亲汤，是中医治疗痰证的经典方剂。这三味药均有降气化痰、消痰止咳的功效，尤其善于治疗痰壅气逆所导致的各种病症。炒紫苏子性温味辛，归肺、大肠经，既能降气化痰，又能润肠通便；炒白芥子性温味辛，归肺经，其辛散温通之力较强，善豁寒痰、利气机、通经络；炒莱菔子性平，味辛、甘，归肺、脾、胃经，具有消食除胀、降气化痰的作用。三者配伍，针对痰热闭肺证中痰壅气逆这一关键病机，全方位地发挥化痰降气的功效，使痰消气顺，咳喘自平。瓜蒌仁壳在方中有着多重功效：它能够清热化痰，缓解肺中痰热之邪；宽胸散结，改善因痰热阻滞导致的胸部气机不畅；润肠通便的作用更是一大亮点。中医理论认为，肺与大肠相表里，二者在生理和病理上相互关联。通过通利大便，可以使肺中的痰热有下行的出路，就像打开了一个排泄通道，让体内的邪气能够顺利排出体外，这种通过调节脏腑表里关系来治疗疾病的方法，充分体现了中医整体观念的精妙之处。白前和紫菀作为化痰止咳的要药，在方中一降一宣，相互配合。白前性微温，味辛、苦，归肺经，善于降气化痰止咳；紫菀性温，味辛、苦，归肺经，能润肺下气，化痰止咳。一降一宣，使肺气的升降恢复正常，从而增强了止咳平喘的功效，使肺气得以顺畅出入，呼吸恢复平稳。淡竹叶和苇根则发挥着清热生津、除烦止渴的作用。在痰热闭肺的病理状态下，热邪不仅会导致肺部的病变，还会耗伤人体的津液，引起口渴、心烦等症状。淡竹叶性寒，味甘、淡，归心、胃、小肠经，苇根性寒味甘，归肺、胃经，二者皆能清热泻火，同时补充被热邪消耗的津液，清除心中的烦热，缓解口渴的症状，还能清除肺中残留的余热，使病情进一步好转。葱白通阳发表，与其他药物配伍，能够增强宣肺解表的力量。在痰热闭肺的情况下，虽然主要的病机是痰热内盛，但表邪可能尚未完全清除，葱白的加入可以使在表之邪有外出的途径，防止邪气进一步入里化热，也有助于肺气的宣畅，让整个方剂的功效更加全面。全方位综合起来，针对痰热闭肺的病因病机，多靶点、全方位地发挥作用，共奏清热化痰、宣肺止咳平喘之效。药证相符，所以在治疗过程中取得了显著的疗效。当患儿痰热之邪逐渐清除后，治疗策略及时调整。此时，改用南沙参、麦冬、玉竹等滋阴润肺之品进行调理善后。这是因为在疾病的发生发展过程中，痰热之邪会大量耗伤人体的阴津，尤其是肺脏的阴液。肺喜润恶燥，肺阴受损后，若不及时补充，容易导致肺的功能难以完全恢复，出现干咳少痰、咽干口燥等肺阴虚的症状，而且患儿体质也会相对虚弱，容易再次受到外邪的侵袭。南沙参性微寒，味甘、微苦，归肺、胃经，能养阴清肺，益胃生津；麦冬性微寒，味甘、微苦，归心、肺、胃经，有养阴润肺、益胃生津、清心除烦的功效；玉竹性微寒味甘，归肺、胃经，可养阴润燥，生津止渴。这些药物滋养肺阴，恢复肺的正常生理功能，同时增强患儿的体质，防止病后体虚，体现了中医"急则治标，缓则治本"的治疗原则。在疾病的急性期，以清热化痰、宣肺止咳平喘等治标之法迅速缓解症状，控制病情发展；在病情缓解后，通过滋阴润肺等治本之法，恢复人体的正气，调整脏腑功能，达到预防旧病复发的目的。这种分阶段、有侧重的治疗方式，充分体现了中医治疗疾病的整体观和灵活性，也为临床治疗提供了宝贵的经验和思路。

五、预防调护

（一）日常护理

1. **防寒保暖，避免外感**　根据气候变化及时增减衣物，外出时佩戴口罩，避免频繁出入人群密集场所（如商场、幼儿园等）。

2. **保持空气清新**　室内定时通风，但避免直接吹风。室温以18~20℃，相对湿度以60%为宜。

3. **合理作息，避免过劳**　保证充足睡眠，避免熬夜，以增强正气。

4. **观察病情，及时干预**　若出现鼻塞、流涕、轻微咳嗽等早期症状，可及时干预。

（二）饮食调节

宜清淡易消化，忌生冷、油腻、辛辣，避免过甜过咸。

（三）顾护情志

保持情绪稳定，避免小儿过度哭闹或紧张焦虑。

第五章　哮喘

一、概　　述

哮喘，中医又称“哮证”“喘鸣”，是以发作性喉中哮鸣有声、呼吸困难甚则喘息不能平卧为特征的肺系疾病。小儿脏腑娇嫩，形气未充，肺脾肾三脏常不足，易受外邪侵袭，故哮喘在儿童中发病率较高。中医对哮喘的记载可追溯至《内经》，如《素问·阴阳别论》云：“阴争于内，阳扰于外，魄汗未藏，四逆而起，起则熏肺，使人喘鸣”。后世医家张仲景在《金匮要略》中提出“咳而上气，喉中水鸡声，射干麻黄汤主之”，首次明确了哮与喘的鉴别及治法。

哮喘的病因复杂，多由外感六淫、饮食不节、情志失调、先天禀赋不足等病因导致痰饮内伏，遇感触发。其病位主要在肺，与脾、肾关系密切。发作时以邪实为主，缓解期则以正虚为要，虚实夹杂为其核心病机。现代医学认为，小儿哮喘与过敏体质、呼吸道感染、环境因素等密切相关，中医治疗强调“发时治标，平时治本”，兼顾扶正与祛邪。

二、病因病机

小儿哮喘的病因病机较为复杂，主要涉及内因和外因两个方面，且二者相互影响，互为因果。

（一）内因

1. **肺常不足**　小儿肺脏娇嫩，卫外功能较弱，易受外邪侵袭。肺主气，司呼吸，肺功能正常则气道通畅，呼吸均匀。若肺脏功能不足，卫表不固，外邪易乘虚而入，导致肺气失宣，津液不布，凝聚成痰，阻塞气道，引发哮喘。

2. **脾常不足**　小儿脾胃运化功能尚未健全，饮食不知自节，若喂养不当，过食生冷、肥甘厚腻之品，易损伤脾胃。脾失健运，水谷不能正常运化，聚湿生痰，上贮于肺，痰阻气道，肺气上逆而发为哮喘。此外，脾虚气血生化无源，影响肺脏的正常功能，也为哮喘的发生埋下隐患。

3. **肾常虚** 小儿先天禀赋不足，或后天调养失宜，可致肾气虚衰。肾主纳气，为气之根，肾的纳气功能正常，则呼吸均匀，气道通畅。若肾虚不能纳气，气浮于上，可导致哮喘发作。此外，肾主水，肾虚则水液代谢失常，聚湿生痰，加重哮喘病情。

（二）外因

1. **外邪侵袭** 外感六淫之邪，以风寒、风热之邪最为常见。小儿肺卫不固，外邪侵袭肌表，肺失宣肃，肺气上逆，津液凝聚为痰，痰气交阻，阻塞气道，发为哮喘。如《幼科发挥》中提出喘嗽之证多因外感风寒、内伤生冷而起。

2. **饮食不节** 小儿饮食不节，过食生冷、辛辣、油腻等刺激性食物，或进食易过敏食物，如海鲜、牛奶、鸡蛋等，可损伤脾胃，导致脾胃运化失常，湿浊内生，痰饮滋生，引动伏痰，诱发哮喘。

3. **情志刺激** 小儿情志尚未稳定，若突然受到惊吓、恐惧、悲伤等情志刺激，可导致气机逆乱，肺气失宣，引发哮喘。此外，长期处于精神紧张、焦虑等不良情绪中，也可影响其脏腑功能，加重哮喘病情。

4. **接触异物** 花粉、尘螨、动物毛发皮屑等过敏原，以及油漆、烟雾、冷空气等刺激性物质，可刺激气道，引发过敏反应，导致气道痉挛、狭窄，诱发哮喘。

（三）病机关键——痰饮内伏，遇感诱发

小儿哮喘的病机关键在于痰饮内伏于肺，成为哮喘发作的“夙根”。当小儿受到外邪侵袭、饮食不节、情志刺激等诱因影响时，触动伏痰，痰气交阻，气道挛急狭窄，肺气上逆，从而引发哮喘。在哮喘缓解期，虽然症状消失，但痰饮伏藏于肺的病理状态依然存在，若不及时调理，容易导致哮喘反复发作，迁延不愈。

三、辨证论治

小儿哮喘临床分为发作期和缓解期，发作期以邪实为主，根据不同的症状表现，又可分为寒性哮喘、热性哮喘、寒热夹杂型哮喘、虚实夹杂型哮喘等证型；缓解期以正虚为主，常见肺脾气虚、肺肾阴虚、脾肾阳虚等证型。临床辨证需辨清发作期与缓解期，以及不同证型的特点，治则以发作期攻邪治标、缓解期扶正固本为主，以达到控制发作、减少复发、促进患儿康复的目的。

（一）发作期

1. 寒性哮喘

【症状】咳嗽气喘，喉间哮鸣，痰白清稀，形寒肢冷，鼻流清涕，面色苍白，口不渴，或渴喜热饮，舌淡红，苔白滑，脉浮紧，指纹红。

【治法】温肺散寒，化痰平喘。

【方药】小青龙汤合三子养亲汤加减。

方中麻黄用量为3~5g，其味辛性温，能开腠理、散风寒，宣发肺气以平喘，为君药。桂枝3~5g，性温，味辛、甘，助麻黄解表散寒，温通经脉，增强解表之力，为臣药。细辛1~2g，辛温走窜，能温肺化饮，助麻黄、桂枝解表散寒。干姜3~5g，辛热，可温肺散寒、化饮止咳。半夏3~5g，燥湿化痰、降逆平喘；白芍3~5g，养血敛阴，与桂枝配伍调和营卫，又能制约麻黄、桂枝、细辛、干姜的辛燥之性；五味子3~5g，敛肺止咳，与细辛、干姜相伍，散中有收，防止肺气耗散太过，以上均为佐药。甘草3g，调和诸药，为使药。三子养亲汤中，紫苏子3~5g，降气化痰、止咳平喘；白芥子3~5g，温肺化痰、利气散结；莱菔子3~5g，消食导滞、降气化痰，辅助主方增强化痰降气平喘之功。

【加减】若喘促症状严重，呼吸困难明显，加射干3~5g、款冬花3~5g。射干苦寒，能降气消痰、利咽平喘，尤其擅长治疗痰鸣气喘；款冬花辛温润肺，止咳平喘作用显著，二者合用可增强降气平喘的效果。若痰液量多且难以咯出，加白前3~5g、旋覆花（包煎）3~5g。白前辛甘微温，善于降气化痰，对肺气壅实之咳嗽痰多、胸满喘急有良好疗效；旋覆花苦辛咸微温，降气化痰、行水止呕，能增强化痰止咳之力，使痰液易于咯出。

2. 热性哮喘

【症状】咳嗽喘息，声高息涌，喉间哮鸣，痰黄黏稠，咯吐不利，发热面红，胸闷膈满，渴喜冷饮，大便干结，小便黄赤，舌红，苔黄腻，脉滑数，指纹紫。

【治法】清热化痰，宣肺平喘。

【方药】麻杏石甘汤合苏葶丸加减。

麻黄3~5g，辛温，宣肺平喘、解表散邪；生石膏（先煎）10~15g，辛甘大寒，清泄肺热、解气分大热，且石膏用量倍于麻黄，二者配伍，清宣肺热而平喘，共为君药。杏仁3~5g，苦降肺气，止咳平喘，助麻黄、石膏止咳平喘之力，为臣药。

甘草 3g，调和诸药，益气和中，为使药。苏葶丸中，葶苈子 3~5g，苦寒，泻肺平喘、利水消肿；紫苏子 3~5g，降气化痰、止咳平喘，两方合用，增强清热宣肺、化痰定喘的功效。

【加减】若痰热较重，痰液黄稠难咯，加胆南星 3~5g、天竺黄 3~5g。胆南星苦凉，清热化痰、熄风定惊，对痰热壅盛、惊风抽搐有较好疗效；天竺黄甘寒，清热化痰、清心定惊，可增强清热化痰之力，使痰热得清，喘息自平。若大便秘结，加大黄（后下）1~3g。大黄苦寒，泻下攻积、清热泻火、凉血解毒、逐瘀通经，可通腑泄热，使肺中邪热从大便而去，缓解喘息、便秘等症状。

3. 寒热夹杂型哮喘

【症状】哮喘发作，咳嗽气喘，喉间哮鸣，痰黄白相兼，恶寒发热，无汗或汗出不畅，口渴，大便干结或溏薄，舌边尖红，苔白腻或黄腻，脉滑数或浮紧。

【治法】解表清里，止咳平喘。

【方药】大柴胡汤加减。

柴胡 3~5g，苦辛微寒，和解少阳、疏解少阳半表之邪，为君药。黄芩 3~5g，苦寒，清泄少阳半里之热，与柴胡相伍，和解清热，以除少阳之邪，为臣药。半夏 3~5g，和胃降逆、辛开散结；生姜 3 片，辛温，助半夏和胃止呕，且能制约黄芩之寒，以防伤胃，二者为佐药。白芍 3~5g，养血柔肝、缓急止痛，与柴胡相伍，一散一收，调和肝脾；枳实 3~5g，破气消积、化痰除痞，与柴胡、黄芩相伍，调理气机，清除三焦之邪，二者亦为佐药。大黄（后下）1~3g，苦寒，泻下攻积、清热泻火、凉血解毒、逐瘀通经，可通腑泄热，使里热从大便而去，为佐药。麻黄、杏仁各 3~5g，宣肺平喘，与大柴胡汤合用，共奏解表清里、止咳平喘之效。

【加减】若寒象偏重，恶寒症状明显，加桂枝 3~5g 以增强解表散寒之力，使表寒得以速解。若热象偏重，发热较高，口渴明显，加生石膏（先煎）10~15g 以清热泻火，增强清里热之功，使里热得清，表里之邪得以平衡，哮喘症状缓解。

4. 虚实夹杂型哮喘

【症状】哮喘发作，喘促胸满，咳嗽痰多，喉间痰鸣，神疲乏力，面色苍白，自汗盗汗，动则喘甚，舌淡苔薄白或薄黄，脉细弱或细数。

【治法】扶正祛邪，标本兼顾。

【方药】射干麻黄汤合玉屏风散加减。

射干 3~5g，苦寒，降气化痰、利咽平喘，为君药。麻黄 3~5g，辛温，宣肺平喘、解表散寒，为臣药。细辛 1~2g，干姜 3~5g，辛温，温肺化饮，助麻黄、射干散寒化饮、止咳平喘；半夏 3~5g，燥湿化痰、降逆平喘，共为佐药。五味子 3~5g，敛肺止咳，与细辛、干姜相伍，散中有收，开合相济；紫菀 3~5g、款冬花 3~5g，润肺下气、止咳化痰，协助止咳平喘，亦为佐药。玉屏风散中，黄芪 5~10g，甘温，补气固表止汗，为君药；白术 5~10g，健脾益气，助黄芪补气固表，为臣药；防风 3~5g，祛风解表，走表而散风邪，与黄芪、白术相伍，固表而不留邪，祛邪而不伤正，为佐药。两方合用，扶正祛邪，标本兼顾。

【加减】若气虚明显，神疲乏力，气短症状突出，加党参 5~10g 以增强补气之力，党参甘平，补中益气、健脾益肺，可增强肺脾之气，改善神疲乏力等症状。若阴虚明显，出现手足心热、盗汗等症状，加沙参、麦冬各 5~10g 以滋阴润肺，沙参、麦冬甘寒，养阴润肺、益胃生津，可缓解阴虚所致的盗汗、咽干口燥等症状。

（二）缓解期

1. 肺脾气虚证

【症状】反复感冒，气短自汗，咳嗽无力，神疲懒言，形瘦纳差，面色萎黄，便溏，舌淡苔白，脉细软，指纹淡。

【治法】健脾益气，补肺固表。

【方药】玉屏风散合人参五味子汤加减。

玉屏风散中，黄芪 5~10g，甘温，补气固表止汗，为君药，可增强肺卫之气，抵御外邪。白术 5~10g，健脾益气，助黄芪补气固表，为臣药，通过健脾促进气血生化，加强固表之力。防风 3~5g，祛风解表，走表而散风邪，与黄芪、白术相伍，固表而不留邪，祛邪而不伤正，为佐药。人参五味子汤中，人参 3~5g，大补元气、补脾益肺、生津止渴；茯苓 5~10g，健脾渗湿，与人参相伍，增强健脾益气之力；五味子 3~5g，敛肺止咳、益气生津、补肾宁心；麦冬 5~10g，养阴润肺、益胃生津；炙甘草 3g，调和诸药、益气和中。两方合用，共奏健脾益气、补肺固表之效。

【加减】若食欲缺乏，加神曲、山楂、麦芽各 5~10g。神曲消食和胃，善化酒食陈腐之积；山楂消食化积，尤善消肉食积滞；麦芽消食健胃、回乳消胀，善消米面薯芋食积。三者合用，可增强消食健胃之功，改善患儿食欲缺乏的症状。若大便溏薄，加山药、芡实各 5~10g。山药补脾养胃、生津益肺、补肾涩精；芡实益肾固精、补脾止泻、除湿止带。二者可健脾止泻，增强脾胃运化功能，改善便溏症状。

2. 肺肾阴虚证

【症状】咳嗽时作，喘促乏力，动则气喘，干咳少痰，咽干口燥，手足心热，盗汗，腰膝酸软，舌红少苔，脉细数，指纹淡紫。

【治法】养阴清热，补益肺肾。

【方药】麦味地黄丸加减。

麦味地黄丸由六味地黄丸加麦冬、五味子而成。其中，熟地黄 5~10g，味甘，性微温，滋阴补肾，填精益髓，大补阴精，为君药。山茱萸 3~5g，味酸、涩，性微温，补养肝肾，既能补肝肾之阴，又能涩精止遗；山药 5~10g，味甘，性平，补脾益气且固精，与山茱萸共为臣药，三药配伍，肝、脾、肾三阴并补，着重补肾阴。茯苓 5~10g，味甘、淡，性平，渗湿健脾，使脾健运而湿邪去；泽泻 3~5g，味甘，性寒，利湿泄浊，防熟地黄之滋腻；牡丹皮 3~5g，味苦、辛，性微寒，清泻相火，平其偏胜，此三药共为佐药，渗湿浊、清虚热。麦冬 5~10g，味甘、微苦，性微寒，养阴润肺，益胃生津，清心除烦，可润肺燥、养胃阴，加强滋阴润燥之功。五味子 3~5g，味酸、甘，性温，敛肺止咳，益气生津，补肾宁心，既能敛肺止咳平喘，又能防止阴液进一步耗散。全方合用，共奏养阴清热、补益肺肾之效。

【加减】若盗汗明显，加浮小麦、瘪桃干各 5~10g。浮小麦味甘，性凉，善于止汗，能益气除热而止盗汗；瘪桃干味酸涩，性平，可敛肺止汗，固精缩尿，二者合用，能有效增强止汗之力，改善患儿盗汗症状。若虚热较甚，出现午后潮热、两颧潮红等症状，加地骨皮 5~10g、知母 3~5g。地骨皮味甘，性寒，凉血除蒸，清肺降火，能清肝肾之虚热；知母味苦、甘，性寒，清热泻火，滋阴润燥，可增强清热之力，清除阴虚所生之热，缓解手足心热、潮热等症状。

3. 脾肾阳虚证

【症状】喘促乏力，动则喘甚，畏寒肢冷，面色苍白，神疲纳呆，腰膝酸软，小便清长，夜尿多，大便溏薄，舌淡胖，苔白滑，脉沉细无力，指纹淡。

【治法】温补脾肾，固摄纳气。

【方药】金匮肾气丸合人参胡桃汤加减。

金匮肾气丸中，熟地黄 5~10g，滋阴补肾，填精益髓，为方中主药。山茱萸 3~5g、山药 5~10g 辅助熟地黄补肾阴，山茱萸还能补养肝肾，涩精止遗；山药可补脾，益气固精。肝、脾、肾三阴并补，着重补肾阴。茯苓5~10g渗湿健脾，泽泻3~5g利湿泄浊，牡丹皮3~5g清泻相火，这三味药可渗湿浊、清虚热，以防滋补之品产生滋腻之弊。肉桂（后下）1~2g、附子（先煎）1~3g，二者辛热，温补肾阳，化气行水，虽用量较小，但能微微生火，鼓舞肾气，“少火生气”，激发肾阳的温煦功能。人参胡桃汤中，人参3~5g大补元气，补脾益肺；胡桃肉3~5g补肾固精，温肺定喘。两方合用，能温补脾肾，固摄纳气。

【加减】若夜尿多，加益智仁3~5g、桑螵蛸3~5g。益智仁味辛，性温，暖肾固精缩尿，可增强肾脏的封藏功能，减少夜间排尿次数；桑螵蛸味甘、咸，性平，益肾固精，缩尿止遗，二者协同作用，有效改善夜尿多。若便溏明显，加肉豆蔻3~5g、吴茱萸1~3g。肉豆蔻味辛，性温，温中行气，涩肠止泻，能温暖脾胃，固涩大肠，缓解便溏；吴茱萸味辛、苦，性热，有散寒止痛，降逆止呕，助阳止泻之功，可增强温脾止泻的效果，改善大便溏薄的情况。

四、医案解要

（一）何炎燊医案

陈某，男，7岁，2013年6月8日初诊。

【病史】患儿反复咳喘4年，每因暑湿季节或情绪波动诱发。近10日因期末考试压力加重，夜间咳喘阵作，喉中痰鸣，伴胸闷胁胀，曾用布地奈德气雾剂，效果不显。

【刻下症】患儿喉中哮鸣如拽锯声，喘促胸高，咳嗽痰黄稠，面色潮红，夜寐不安，烦躁易怒，纳呆脘痞，大便干结，舌质红，苔黄腻，脉弦滑数，指纹紫滞达命关。

【诊断】

西医诊断：支气管哮喘（急性发作期）。

中医诊断：哮喘，热性哮喘夹肝郁证。

【治法】清肺泻肝，化痰平喘。

【方药】麻杏石甘汤合四逆散加减。

麻黄4g，杏仁6g，石膏15g，黄芩6g，柴胡5g，枳壳5g，白芍8g，瓜蒌仁10g，胆南星3g，地龙6g，炙甘草3g。5剂，水煎服，每日1剂，分3次温服。

【二诊】患儿哮鸣音减少，夜间可安睡，咳嗽减轻，痰转白黏，胸胁痞闷缓解,大便通畅,舌质红,苔薄黄腻,脉弦滑。上方去石膏、胆南星,加茯苓 10g,白术 6g,郁金 5g,继服 7 剂。

【三诊】患儿症状基本消失,偶有晨起清嗓,情绪平稳,纳食增进,舌质淡红,苔薄白,脉细。改予柴芍六君子汤合麦味地黄丸加减,巩固 3 个月,随访半年未复发。

【按】何老认为,岭南地区小儿哮喘多属“伏痰化热,肝郁犯肺”之证。本案患儿素体阳盛,复因暑湿外袭,肝郁化火,痰热壅肺,肺失肃降而发哮病。其喉中哮鸣、痰黄稠、舌红、苔黄腻均为痰热内壅之象,烦躁易怒、胸胁胀闷乃肝气郁结之征。

本案体现的何老的学术思想核心如下。

1. **肝肺同治,燮理气机** 急性发作期以麻杏石甘汤清肺平喘,配伍四逆散疏肝解郁,体现“木火刑金”治法。麻黄宣肺平喘,石膏清泻肺热,柴胡疏肝解郁,枳壳理气宽胸,白芍柔肝缓急,瓜蒌仁、胆南星清热化痰。缓解期以柴芍六君子汤疏肝健脾,麦味地黄丸滋肾纳气,体现“金水相生”理念。柴胡、白芍疏肝柔肝,六君子汤健脾化痰,麦冬、五味子养阴敛肺。

2. **重视伏痰,清热化瘀** 本案初诊即用瓜蒌仁、胆南星清热化痰,地龙通络平喘。现代研究表明,地龙提取物可抑制嗜酸性粒细胞活化,胆南星含胆酸成分,能抑制气道黏液分泌。

3. **时令用药,因时制宜** 针对岭南长夏多湿特点,二诊加入茯苓、白术健脾祛湿;暑热盛时常用石膏、黄芩,寒温并用。现代药理显示,黄芩苷可抑制 NF-κB 信号通路,减轻气道炎症。

4. **情志调护,心身同治** 何教授强调“七情致病”,治疗中配合心理疏导,避免肝气郁结。方中柴胡、郁金疏肝理气,白芍养血柔肝,符合《内经》“怒则气上”的调治原则。

5. **分期论治,攻补兼施** 发作期以攻邪为主,缓解期以补虚为要。本案后期用麦味地黄丸滋肾阴,合六君子汤补脾气,体现“培土生金,金水相生”的整体观。

从现代医学角度看,麻杏石甘汤能抑制 IL-4、IL-5 等 Th2 型细胞因子,四逆散有调节下丘脑 - 垂体 - 肾上腺轴的功能,能减轻应激反应。这种多系统调节模式,较单纯使用糖皮质激素更具协同优势。

何老特别指出，小儿哮喘治疗需注意：①慎用温燥之品，以免化火伤阴；②重视脾胃运化，避免过食肥甘厚味；③结合岭南气候特点，夏季可配合荷叶、白扁豆等化湿醒脾；④强调家庭调护，保持患儿情绪舒畅。

（二）刘石坚医案

李某，男，5 岁，2023 年 4 月 12 日初诊。

【病史】患儿反复发作喘息 3 年，每因气候变化或进食海鲜诱发。近 1 周因清明前后阴雨受凉，喘息加重，夜间明显，伴咳嗽、咯白稀痰，曾用沙丁胺醇气雾剂缓解，停药后复发。

【刻下症】患儿喉中哮鸣如水鸡声，喘息抬肩，咳嗽阵作，痰白清稀，面色苍白，形寒肢冷，口不渴，大便溏薄，舌质淡胖，苔白滑，指纹淡紫达气关。

【诊断】

西医诊断：支气管哮喘（急性发作期）。

中医诊断：哮喘，寒性哮喘。

【治法】温肺化饮，降气平喘。

【方药】小青龙汤合三子养亲汤加减。

麻黄 3g，桂枝 3g，干姜 3g，细辛 1g，五味子 3g，白芍 5g，法半夏 5g，紫苏子 5g，莱菔子 5g，白芥子 3g，茯苓 10g，炙甘草 3g。5 剂，水煎服，每日 1 剂，分 4 次温服。

【二诊】患儿服药后哮鸣音明显减少，夜间能平卧，咳嗽减轻，痰转白黏，面色转红，仍有便溏，舌质淡红，苔薄白，指纹淡紫。上方去麻黄、桂枝，加黄芪 10g、白术 6g，继服 7 剂。

【三诊】患儿症状完全缓解，偶有晨起干咳，纳食渐增，大便成形，舌质淡红，苔薄白，指纹正常。改予玉屏风散合六君子汤加减，巩固 3 个月，随访半年未复发。

【按】刘石坚教授认为，岭南地区小儿哮喘多与“痰瘀伏肺”相关。本案患儿素体阳虚，复感寒湿之邪，内外合邪致寒饮伏肺，肺失宣降而发哮病。其喉中哮鸣、痰白清稀、舌淡胖、苔白滑均为寒饮内停之象，面色苍白、形寒肢冷乃阳气不足之征。

刘教授学术思想核心体现在以下几点。

1. **分期论治，攻补有序**　急性发作期：以小青龙汤温肺散寒，配伍三子养亲汤降气化痰，体现“急则治标”的原则。麻黄配桂枝发汗解表，干姜、细辛温化寒饮，五味子敛肺平喘，白芍防温燥伤阴，法半夏降逆化痰。缓解期：予玉屏风散固表实卫，六君子汤健脾化痰，体现“缓则治本”的理念。黄芪配白术健脾益气，防风走表散邪，茯苓、陈皮理气化痰。

2. **重视脾胃，培土生金**　本案二诊即加入黄芪、白术，既补肺气又健脾胃，符合“脾为生痰之源，肺为贮痰之器”的理论。现代研究证实，健脾药可调节 Th1/Th2 细胞平衡，抑制气道炎症。

3. **寒温并用，动静结合**　方中麻黄、桂枝辛温解表，细辛、干姜温化寒饮，同时配伍白芍、五味子酸收肺气，使散中有收，温而不燥。这种配伍既符合《内经》“散者收之”的原则，又避免了耗伤肺气之弊。

4. **地域特色用药**　针对岭南地区多湿的特点，始终配伍茯苓、白术健脾祛湿，防止湿聚成痰。现代药理研究显示，茯苓多糖可增强免疫功能，白术挥发油具有抗炎作用。

5. **痰瘀同治理论**　刘教授创新性补充了“痰瘀伏肺”这一病机，认为久哮必瘀。本案虽未用活血药，但方中桂枝通阳化气，白芍养血柔肝，间接起到化瘀通络之效。

从现代医学角度看，小青龙汤可抑制肥大细胞脱颗粒，减少组胺释放；三子养亲汤能降低气道高反应性；玉屏风散调节 Treg 细胞功能，恢复免疫耐受。这种多靶点干预模式，较单纯使用 β 受体激动剂更具整体调节优势。

刘教授强调，治疗小儿哮喘需注意：①发作期慎用苦寒药，以免损伤阳气；②缓解期注重“治未病”，通过饮食调理（如忌生冷、宜姜枣）、穴位贴敷（三伏贴）等综合疗法巩固疗效；③重视情志疏导，避免因恐惧发作导致肝气郁结加重病情。

（三）何世东医案

萧某，男，7 岁，2022 年 9 月 14 日初诊。

【病史】患儿反复发作哮喘 2 年。近 1 年来，哮喘发作频繁，每次发作持续时间较长，且症状较重。平素易感冒，自汗，食欲缺乏，大便溏薄。

【刻下症】患儿哮喘发作 1 周，喘息气促，咳嗽无力，喉间痰鸣，神疲乏力，面色苍白，自汗盗汗，动则喘甚，舌淡苔薄白，脉细弱。

【诊断】

西医诊断：支气管哮喘慢性持续期。

中医诊断：哮病，虚实夹杂型哮喘。

【治法】扶正祛邪，标本兼顾。

【方药】射干麻黄汤合玉屏风散加减。

射干 3g，麻黄 3g，细辛 1g，干姜 3g，半夏 3g，五味子 3g，紫菀 3g，款冬花 3g，黄芪 5g，白术 5g，防风 3g，太子参 5g，茯苓 5g。5 剂，每日 1 剂，水煎分 2 次温服。

【二诊】服药后，患儿喘息、咳嗽减轻，痰鸣音减少，自汗减少，精神好转，舌淡苔薄白，脉细弱。上方加补骨脂 3g、淫羊藿 3g 以补肾纳气，继服 5 剂。

【三诊】患儿哮喘症状基本缓解，偶有咳嗽，自汗明显减少，食欲增加，大便成形。予金匮肾气丸合六君子汤加减以温补脾肾，健脾益气。熟地黄 5g，山药 5g，山茱萸 3g，茯苓 5g，泽泻 3g，牡丹皮 3g，肉桂（后下）1g，附子（先煎）1g，党参 5g，白术 5g，陈皮 3g，半夏 3g，炙甘草 3g。制成丸剂，长期服用，以巩固疗效。

【按】本案论治体现了何世东教授“分期论治、标本兼治”的学术思想。从中医病机而言，患儿先天禀赋不足，后天脾虚失养，致肺脾肾三脏俱虚。肺虚则卫外不固，脾虚则痰浊内生，肾虚则纳气无权，故呈现“痰饮伏肺”与“正气亏虚”并存的虚实夹杂证。《景岳全书》云“喘有夙根，遇寒即发”，本案患儿素体自汗、便溏，正合“脾为生痰之源，肺为贮痰之器”之论。

治疗上首用射干麻黄汤化裁，方中射干利咽化痰，麻黄宣肺平喘，细辛、干姜温化寒饮，五味子收敛肺气，紫菀、款冬花温润止咳，体现“温肺化饮，止咳平喘”之法。配伍玉屏风散（黄芪、白术、防风）益气固表，合太子参、茯苓强化健脾祛湿之功，共奏攻补兼施之效。此阶段用药精妙在于麻黄用量仅 3g，既取其平喘之力，又防其耗气之弊，符合小儿“稚阴稚阳”体质特点。

二诊时虽标证减轻，但久病必及于肾，故加补骨脂、淫羊藿补肾纳气，体现“喘从肾治”的原则。三诊时邪气渐消，转以金匮肾气丸温补肾阳，六君子汤健脾化痰，通过“益火之源，以消阴翳”达到“培土生金”的目的。丸剂缓图，符合“缓则治其本”的治则，长期服用可改善患儿虚寒体质，阻断“脾虚 - 痰 - 喘作”的恶性循环。

现代药理研究表明，射干麻黄汤具有抗炎、抗过敏、松弛支气管平滑肌的作用；玉屏风散可调节免疫功能，增强呼吸道黏膜屏障；补肾药能提高下丘脑 -

垂体 - 肾上腺轴功能，减轻气道高反应性。这种中西医结合的治疗思路，既缓解了急性期症状，又从整体上改善了患儿体质，体现了中医“治未病”的优势。

本案提示小儿哮喘治疗需注意三个维度：发作期以“攻邪治标”为主，缓解期以“补虚固本”为要，同时注重“肺脾肾同治”。临床中应根据患儿体质特点调整攻补比例，避免纯用寒凉或温燥之品，做到“温而不燥，补而不滞”。此外，饮食调理（如忌生冷、避腥膻）、适度运动（如八段锦）及情志调摄等生活指导，亦是巩固疗效的重要环节。

特色疗法

1. 三伏贴与三九贴疗法　对于小儿哮喘，这两种疗法可有效调节患儿的免疫功能，减少哮喘发作次数和减轻发作症状。一般 3~5 年为一个疗程，每年三伏天和三九天各贴敷 3~5 次，每次贴敷时间根据患儿年龄和皮肤耐受程度而定，一般为 2~4 小时。

2. 穴位贴敷　常用穴位：常取穴为天突穴、膻中穴、肺俞穴、大椎穴、定喘穴等。

3. 推拿疗法

（1）清肺经：患儿取坐位或仰卧位，术者操作 100~300 次。可宣肺清热、疏风解表、止咳化痰，能缓解哮喘发作时肺气上逆的症状。

（2）揉膻中：术者用中指端按揉膻中穴 1~3 分钟。可宽胸理气，止咳平喘，能治疗小儿胸闷、咳喘等症状。

（3）揉肺俞：术者用双手拇指或食、中二指揉肺俞穴 1~3 分钟。可补肺益气，止咳平喘，对小儿哮喘缓解期肺气虚弱有较好的调理作用。

（4）运内八卦：术者用拇指指腹在患儿手掌内八卦穴上做顺时针环形推动，操作 100~300 次。能宽胸利膈、理气化痰、行滞消食，有助于缓解哮喘患儿的胸闷、腹胀、咳嗽等症状。

（5）捏脊：患儿俯卧位，术者用双手的中指、无名指和小指握成半拳状，食指半屈，拇指伸直对准食指前半段，然后顶住患儿皮肤，拇、食指前移，提拿皮肉，自尾椎两旁（即长强穴）沿脊柱两侧向上捏至大椎穴，反复操作 3~5 遍。可调节阴阳、健脾和胃、增强体质，适用于小儿哮喘缓解期的日常保健。

推拿疗法一般每周进行2~3次，在哮喘发作期和缓解期均可应用，需根据患儿的具体情况辨证选穴和调整手法。

4. 艾灸疗法 对于小儿哮喘，常用艾灸穴位有肺俞穴、膏肓穴、脾俞穴、肾俞穴、足三里穴等。在哮喘缓解期进行艾灸，可温补肾阳、健脾益肺，增强患儿体质，预防哮喘发作。一般每周艾灸2~3次，长期坚持。但需注意，艾灸时要防止烫伤患儿皮肤，皮肤过敏的患儿或有破损的部位不宜艾灸。

5. 耳穴压豆 小儿哮喘在中医多属于“哮证”“喘证”范畴，其发病与肺、脾、肾等脏腑功能失调有关。耳穴压豆刺激耳部的肺、脾、肾等相关穴位，能够起到宣肺平喘、健脾化痰、补肾纳气等作用，从而调整机体的阴阳平衡和脏腑功能，缓解哮喘症状。常用耳穴有肺穴、定喘穴、肾上腺耳穴、脾穴、肾穴等。使用质地较硬而光滑的小粒药物种子、王不留行籽、磁珠或砭石压丸等物贴压耳穴治疗疾病，是在耳针基础上发展起来的，是目前最流行的一种耳穴刺激方法。此法安全无痛，副作用小。

6. 针刺疗法

（1）实证哮喘

取穴：列缺穴、尺泽穴、膻中穴、肺俞穴。

针法如下。

列缺穴：向上斜刺0.5~0.8寸，采用捻转泻法，使针感向上传导。向上传导的针感有助于调节肺气上逆的症状。

尺泽穴：直刺0.8~1.2寸，提插泻法，使局部产生酸胀感并向手臂放射。泻尺泽可清肺热、降肺气，缓解哮喘实证的喘息、咳嗽等症状。

膻中穴：平刺0.3~0.5寸，可采用捻转泻法。对于哮喘发作时胸部憋闷、呼吸不畅等有显著的改善作用。

肺俞穴：斜刺0.5~0.8寸，捻转泻法，使针感向背部周围扩散。肺俞是肺的背俞穴，直接调节肺脏功能，泻肺俞可以清肺化痰，改善肺的通气功能。

（2）虚证哮喘

取穴：肺俞穴、膏肓穴、肾俞穴、太渊穴、太溪穴。

针法如下。

肺俞穴：斜刺 0.5~0.8 寸，采用捻转补法，使针感向胸部传导。对于肺气虚弱引起的哮喘有扶正固本的作用。

膏肓穴：斜刺 0.5~0.8 寸，用捻转补法，使局部产生温热感。对于久病虚劳、哮喘等有很好的治疗效果。

肾俞穴：直刺 0.5~1 寸，提插补法，使针感向腰部及下肢放射。补肾俞可补肾纳气，增强机体的抵抗力，改善肾不纳气型哮喘的症状。

太渊穴：避开桡动脉，直刺 0.3~0.5 寸，捻转补法。补太渊能补益肺气，调节肺的生理功能。

太溪穴：直刺 0.5~1 寸，提插补法，对于哮喘病久及肾的情况有很好的调节作用。

7. **埋针疗法** 在哮喘治疗中，它主要通过刺激与肺、肾等脏腑相关的经络穴位发挥作用。例如，肺俞穴是足太阳膀胱经上的穴位，与肺脏紧密相连。通过在肺俞穴埋针，能够持续刺激经络，调节肺脏的功能，使肺气得以宣发和肃降，缓解哮喘患者的呼吸困难、喘息等症状。

取穴同针刺疗法。

五、预防调护

（一）生活起居

1. **注意保暖** 根据季节变化及时为患儿增减衣物，避免受寒着凉，要特别注意患儿的头、颈、背部的保暖，防止外邪侵袭诱发哮喘发作。

2. **规律作息** 保证患儿有充足的睡眠，养成良好的作息习惯。规律的作息有助于维持患儿身体的正常生理功能，增强机体免疫力。

3. **保持室内清洁** 定期打扫房间。室内要保持通风良好，空气清新，湿度适宜。避免使用地毯、毛绒玩具等易滋生尘螨的物品，经常清洗床上用品、窗帘等。

（二）饮食调理

1. **清淡饮食** 哮喘患儿的饮食宜清淡，多吃新鲜蔬菜和水果以补充维生素和矿物质，增强机体抵抗力。避免食用辛辣、油腻、生冷、刺激性食物。

2. **避免过敏食物** 了解患儿的过敏史，避免食用已知的过敏食物。对于一些易过敏的食物，在初次食用时要谨慎，观察患儿有无过敏反应。

3. **合理喂养** 对于婴幼儿，提倡母乳喂养。添加辅食时要遵循由少到多、由稀到稠、由单一到多样的原则，避免过早添加易过敏食物。

（三）情志调节

1. **关注心理状态** 哮喘反复发作可能会给患儿带来心理压力，使其产生焦虑、恐惧等不良情绪，这些情绪可能会诱发或加重哮喘。家长要关注患儿的心理状态，给予关爱和支持。

2. **创造良好环境** 为患儿创造一个轻松、愉快的生活环境，避免过度紧张和刺激。

（四）运动锻炼

1. **选择适宜运动** 在哮喘缓解期，鼓励患儿适当进行运动锻炼。可选择一些有氧运动，但要避免剧烈运动和在寒冷、干燥、空气污染严重的环境中运动。运动时间和强度要根据患儿的年龄、体质和病情决定，以运动后不感到疲劳为宜。

2. **运动注意事项** 运动前要做好热身准备，运动过程中如出现喘息、咳嗽等不适症状，应立即停止运动，并给予相应的处理。运动后要及时补充水分，避免冷饮。对于运动性哮喘患儿，可在运动前预防性使用支气管扩张剂，以减少哮喘发作的风险。

第六章　小儿腹痛

一、概　　述

腹痛指胃脘以下、脐之两旁及耻骨以上部位的疼痛。其中发生在胃脘以下，脐部以上部位的疼痛称为大腹痛；发生在脐周部位的疼痛称为脐腹痛；发生在小腹两侧或一侧部位的疼痛，称为少腹痛；发生在下腹部正中部位的疼痛，称为小腹痛。本章节主要论述功能性腹痛。

在祖国医学文献中并没有关于小儿功能性腹痛病名的记载，根据临床表现，此病当属于祖国医学“腹痛”“心腹痛”范畴。《素问·气交变大论》云：“岁土太过，雨湿流行，肾水受邪，民病腹痛。”首次提出了“腹痛”一词。对于小儿腹痛的描述最早见于《诸病源候论》，原文曰：“小儿腹痛，多由冷热不调，冷热之气与脏腑相击，故痛也，其热而痛者则面赤或壮热，四肢烦，手足心热是也；冷而痛者，面色或青或白，甚者乃至面黑，唇口爪皆青是也。”宋朝的《太平圣惠方》继承了《诸病源候总论》中脏腑虚寒、外感寒邪、宿食不消、气血瘀滞等观点，并在此基础上有所发展，较为详细地论述了腹痛的病因病机、脉象、辨证诊治、治法方药等。宋代儿科名家钱乙重视脏腑辨证，强调五脏六腑在疾病方面的相互影响，《小儿药证直诀》里虽然未将腹痛作为单一的病证列出，但是在各种小儿常见病种中均有涉及，如虫痛、胃冷虚等，并提出脾胃虚损乃致病的关键，治疗上多从脾胃入手，代表的方剂有异功散、益黄散、白术散等。明代秦景明在《症因脉治·卷四》中云：“痛在胃之下，脐之四旁，毛际之上，名曰腹痛；若痛在胁肋，曰胁痛；痛在脐上，则曰胃痛，而非腹痛。”提出了腹痛的确切部位，指出其与胁痛、胃痛的部位区别，成为后世医家对腹痛的定义和部位划分的依据。

现代医学称为“功能性腹痛”，多与胃肠动力异常、内脏高敏感性相关，本章着重论述功能性腹痛，对应西医“肠系膜淋巴结炎”“功能性消化不良”等。

二、病因病机

最早提出腹痛的医学著作是《内经》，虽然其并未将腹痛作为单一的病证提出，但对腹痛的描述散见于全部书中，对腹痛的病因病机进行了较为全面的阐述，后世的医家对腹痛的诊治也都是建立在《内经》的理论基础上。《素问·举痛论》指出了腹痛的病因多样，如风、寒、暑、湿、食积、淤血、气逆等病因均可导致腹痛，在脏腑方面，则提出腹痛与脾、胃、大肠、小肠、肝、肾、膀胱关系密切。《诸病源候总论》将腹痛单列描述，认为腹痛的病因多由外感六淫、内伤七情、饮食、虫蛊、金创等因素引起，与《内经》的思想一脉相承，并提出了小儿腹痛多由冷热不调所致，指出寒热之邪为引起腹痛的常见原因。《幼科铁镜》的作者认为小儿腹痛的原因有很多，有寒痛、热痛、脾虚痛、停食痛、蛔动不安痛、气滞痛、肝气犯脾痛等不同因素，提出病因可为本虚，亦可为邪实，提倡内治外治结合治疗，并记录了推拿手法。叶天士于《临证指南医案》中指出腹痛可分为脏痛与腑痛，“在脏者，以肝、脾、肾为主，在腑者以肠胃为先”，六腑为空腔脏器，其性为实而不能满，六腑之肠腑宜走不宜守，宜动不宜滞；五脏者，其性满而不实，宜守不宜走，二者均可引起腹痛，其疼痛性质也可有实痛、虚痛之分。但临床上常见病因为二者结合致病，可因虚致实，亦可因实致虚。

总结古代医家对小儿腹痛病因病机的认识，现代医家认为病因大致可归结为寒、热、虚（脾虚、虚寒等）、实（食、积、瘀、虫、气滞等），因此引起小儿腹痛的原因主要与腹部中寒、乳食积滞、胃肠热结、脾胃虚寒和瘀血内阻等因素有关。

小儿腹痛病位主要在脾、胃、大肠，亦与肝有关。病机为小儿脾胃薄弱，经脉未盛，易为内外因素所伤。六腑以通为用，经脉以流通为畅，凡感受寒邪、暑湿内泛、饮食所伤、蛔虫内扰及情志因素等均可引起气机壅阻，凝滞不通或是经脉失养，导致“不通则痛”或“不荣则痛”而发生腹痛。

（一）腹部中寒

小儿脏腑娇嫩，形气未充，且寒温不知自调，若因衣被单薄，腹部受寒，或过食生冷寒凉之品，邪客胃肠，导致寒邪凝滞，气机不畅，经络不通，不通则痛，故发腹痛。

（二）乳食积滞

小儿脾常不足，易为乳食所伤，加之小儿年幼不知饥饱，乳食不知自制，若喂养不当，乳哺不节，或家长溺爱，小儿恣食肥甘生冷，或暴饮暴食，或过食不易消化之物，超出小儿脾胃运化能力，导致食积于中焦，脾胃运化失常，气机壅塞不通，脏腑失和而出现腹胀、腹痛之症。

（三）胃肠热结

乳食停滞，日久化热，或恣食肥甘、辛热之品，胃肠积滞，或感受外邪，入里化热，均致热结阳明，腑气不通而成腹痛。

（四）脾胃虚寒

小儿稚阳未充，若先天禀赋不足，素体阳虚，或过用寒凉攻伐之品，损伤脾胃，或病后体质虚弱，中阳不振，则寒自内生，脏腑、经脉失于温煦，气机不利，血脉凝滞而出现腹痛。

（五）瘀血内阻

因跌打损伤，或因术后腹内经脉损伤而瘀血内留，或久病不愈，瘀阻脉络，均可导致气机不利，血运受阻而腹痛。

三、辨证论治

（一）辨证要点

1. **辨病位**　通常脐周疼痛多与虫、积有关，胃脘及脐部以上疼痛多属乳食积滞，右侧少腹痛多为肠痈，脐下腹痛多见脾胃虚寒。

2. **辨寒热**　感受寒邪，或过食生冷，或素体阳虚而腹痛者，得温痛减，遇寒加重，属于寒性腹痛；过食辛辣香燥或膏粱厚味形成积滞，热结阳明而腹痛者，腹满拒按，口渴引饮，属于热性腹痛。

3. **辨虚实**　虚证腹痛：隐隐作痛，反复发作，痛无定处，痛缓喜按；实证腹痛：疼痛剧烈，痛有定处，腹胀拒按，按之痛剧。急性发作腹痛，因寒、热、食、积等损伤所致者，多属实证；慢性发作腹痛，因脏腑虚弱所致者，多属虚证。

4. **分轻重**　隐隐作痛，反复发作，痛无定处，喜揉按，多属轻证；若骤然发作，疼痛剧烈，腹满拒按，伴有意识模糊，则属重证。

由于小儿体质有别，腹痛证候常常在寒热、虚实两者之间相互转化，互相兼夹，病情演变。实证未得到及时治疗，可以转为虚证；虚证复感寒邪或伤于乳食，又可形成虚实夹杂之证。气滞可以导致血瘀，血瘀可使气机不畅，从而出现因果转化的错杂之证。

（二）治疗原则

本病以调理气机、疏通经脉为基本治则。有学者总结出了腹痛的治疗十法，包括温中散寒法、消食导滞法、化湿和中法等。《中医儿科学》中根据不同病因，将内治法分为温经散寒、消食导滞、通腑泄热、温中补虚、活血化瘀等法。

（三）分证论治

1. 腹部中寒

【症状】腹部疼痛，拘急疼痛，得温则舒，遇寒痛甚，痛处喜暖，面色苍白，痛甚者额冷汗出，唇色紫暗，肢冷不温，或兼吐泻，小便清长，舌淡，苔白滑，脉沉弦紧，指纹红。

【治法】温中散寒，理气止痛。

【方药】养脏汤加减。

木香、丁香、香附、当归、川芎、肉桂。

【加减】寒痛甚者，加附子；呕吐者，加干姜、姜半夏；泄泻者，加炮姜、煨肉豆蔻；腹胀者，加砂仁、枳壳；拘急疼痛者，加小茴香、延胡索。

【中成药】胃苏颗粒、藿香正气口服液。

2. 乳食积滞

【症状】脘腹胀满，按之痛甚，嗳腐吞酸，不思乳食，矢气频作或腹痛欲泻，泻后痛减，或有呕吐，吐物酸馊，矢气频作，大便秽臭，夜卧不安，时时啼哭，舌红，苔厚腻，脉沉滑，指纹紫滞。

【治法】消食导滞，行气止痛。

【方药】香砂平胃散加减。

香附、苍术、陈皮、厚朴、砂仁、枳壳、焦山楂、神曲、麦芽、白芍、甘草。

【加减】大便不通，或泻下不畅、脘腹胀满者，加槟榔、莱菔子；兼感寒邪者，加藿香；食滞化热，大便秘结者，去苍术，加大黄、黄连。

【中成药】保和丸、保济口服液、四磨汤口服液。

3. 胃肠结热

【症状】腹痛胀满，疼痛拒按，大便秘结，烦躁口渴，手足心热，口唇舌红，舌苔黄燥，脉滑数或沉实，指纹紫滞。

【治法】通腑泄热，行气止痛。

【方药】大承气汤加减。

大黄、厚朴、枳实、芒硝。

【加减】口干，舌红少津者，加玄参、麦冬、生地黄；脘腹胀满者，加升麻、黄连、木香。因肝胆失于疏泄，肝热犯胃而实热腹痛者，用大柴胡汤加减。

【中成药】小儿清热宁颗粒。

4. **脾胃虚寒**

【症状】腹痛绵绵，时作时止，痛处喜按，得温则舒，面色㿠白，精神倦怠，手足清冷，纳食减少，或食后作胀，大便稀溏，舌淡苔白，脉沉细，指纹淡红。

【治法】温中理脾，缓急止痛。

【方药】小建中汤合理中丸加减。

桂枝、白芍、甘草、大枣、党参、饴糖、白术、干姜。

【加减】面白唇淡者，去干姜，加黄芪、当归；手足逆冷者，加附子、肉桂。脾虚而兼气滞，纳差腹胀者，用七味白术散加减。

【中成药】理中丸。

5. **气滞血瘀**

【症状】腹痛经久不愈，痛有定处，痛如针刺，或腹部癥块拒按，肚腹硬胀，青筋显露，舌紫黯或有瘀点，脉涩，指纹紫滞。

【治法】活血化瘀，行气止痛。

【方药】少腹逐瘀汤加减。

肉桂、干姜、小茴香、蒲黄、五灵脂、赤芍、当归、川芎、延胡索、没药。

【加减】胀痛严重者，加川楝子、乌药、枳壳；有癥块者，加三棱、莪术。

【中成药】元胡止痛片。

四、医案解要

（一）许尤佳医案

黎某，男，8 岁，2021 年 10 月 14 日初诊。

【病史】患儿近 1 年反复腹痛，呈阵发性，发作时疼痛明显，但可自行缓解，纳食一般，夜寐可，小便正常，大便干结，2~3 日 1 解。曾至外院就诊，查腹部彩超：肝胆胰脾未见明显异常，肠系膜淋巴结增生肿大，最大为 21mm × 7.9mm。予口服抗生素及益生菌（具体药物不详）后疼痛可缓解，但仍反复发作，遂来我院儿科就诊。家属诉患儿平素饮食不节，挑食偏食，且喜食肉食及冷饮。

【刻下症】患儿精神可，无发热，面色少华，时有腹痛，疼痛时喜按，情绪激动时腹痛明显，小便正常，大便干结，2~3 日 1 解，舌淡红，苔白厚腻，脉弦细。查体：全腹平软，脐周轻压痛，无反跳痛，肠鸣音正常，余无特殊。

【诊断】

西医诊断：①急性肠系膜淋巴结炎；②消化不良。

中医诊断：小儿腹痛，脾虚气滞证。

【治法】健脾化湿、理气消积。

【方药】七味白术散加减。

党参 10g，白术 15g，藿香 5g，木香（后下）5g，炒莱菔子 10g，姜厚朴 5g，冬瓜子 15g，石菖蒲 5g，青皮 5g，威灵仙 10g，白芍 5g，甘草 3g。处方 7 剂，水煎服，每日 1 剂，同时配合外治法中药热奄包。

【二诊】2021 年 10 月 21 日复诊。患儿疼痛程度减轻，疼痛发作次数明显减少，纳改善，大便稍干，每日 1 解，舌淡红，苔薄白，脉细。查体，全腹平软，无压痛及反跳痛，肠鸣音正常。上方去冬瓜子，加茯苓 10g。处方 7 剂，水煎服，每日 1 剂。外治法同上，饮食调护同上。

【随诊】1 个月后随访，家属诉患儿再无腹痛，对疗效满意。

【按】许教授认为，该患儿本脾虚之体，平素喜食寒凉之品，中伤脾阳，故可见面色少华、纳差等脾胃虚损之象，且患儿平素饮食不节，喜食肉食，致脾胃受损，运化失司，水谷不化，食滞胃肠，故可见大便干结等脾虚食滞的表现，仍不加注意，则会引起湿浊内生，阻碍气机，使气机壅滞，不通则痛，故生腹痛。腹痛喜按则主虚主寒。苔白厚腻乃痰湿之象；肝气乘脾，土虚木亢，气机内阻可见胁痛；食滞胃肠，故见便干、脉弦。治疗应健脾化湿、理气消积、标本兼治。处方予以钱乙的《小儿药证直诀》中的七味白术散加减。其中患儿本为脾虚，故予党参、白术补脾益气，健运中州；而藿香、木香、石菖蒲芳香化湿，醒脾开胃，祛湿浊之标；姜厚朴、青皮理气消积，降气通腑，解气滞之痛；炒莱菔子理气除胀，消食通便；冬瓜子利湿导滞，助肠道通降；威灵仙通络止痛，兼疏利气机；白芍柔肝缓急，调和肝脾，补血养筋；甘草缓急止痛，调和诸药。全方攻补兼施、升降相因、标本同治，配合外治法中药热奄包温通并用，与内服方形成“温中 - 化湿 - 理气”协同作用。同时患儿该病还与其平素饮食习惯有关，故需叮嘱患儿及家长配合饮食习惯的调整，方能治疗后而痊愈。初诊服药 7 剂后，健脾化湿使湿浊渐化，理气消积使腑气得通，气机渐畅，肠道传导复常故而腹痛减轻、发作减少，大便由 2~3 日一解转为每日一解，舌苔由白厚腻转薄白。二诊去冬瓜子，加茯苓 10g，加强健脾利湿之力，巩固疗效。患儿后续未再复诊，1 个月后随访，腹痛未作，提示其脾胃功能恢复，气机调畅，湿积得除。

本案以“健脾化湿、理气消积”为法，内外合治，药食同调，充分体现中医“整体观”与“治未病”思想。针对小儿急性肠系膜淋巴结炎（腹痛）的脾虚气滞证，通过补脾、化湿、行气、消积的立体治疗，恢复中焦气机升降，最终达到“脾健湿化、气顺痛止”的疗效，可为同类病证提供借鉴。

（二）刘石坚医案

金某，女，7 岁，2019 年 9 月 28 日初诊。

【病史】患儿因“腹痛 1 年余”就诊。患者 1 年前开始出现腹痛，疼痛部位主要位于脐周，呈阵发性，疼痛发作时无明显规律，偶伴有肠鸣，无发热、呕吐及腹泻。家长曾带患儿于外院就诊，查腹部 B 超提示“肠系膜淋巴结肿大增生，最大 18.6mm × 9.5mm”，诊断为“肠系膜淋巴结炎”，予口服药物治疗（具体药物不详），腹痛症状可缓解，但腹痛时有反复，未彻底痊愈，遂来我院就诊。患儿平素食欲可，但喜食肉食，少食蔬果，时有口气，爱发脾气，易烦躁，睡眠欠佳，易醒，舌质淡红，苔白腻，脉弦细，体重无明显变化。

【刻下症】患儿精神尚可，面色稍苍白，腹痛，时有阵发性绞痛，持续数分钟后可自行缓解，无发射性疼痛，腹痛时常伴头痛，以双颞侧为主，无恶心、呕吐，无发热，大便不畅，2~3 日一解，便质偏干，排便前常伴腹痛，便后腹痛减轻。

【诊断】

西医诊断：①肠系膜淋巴结炎；②功能性消化不良。

中医诊断：小儿腹痛，肝脾不和证。

【治法】疏肝理气，健脾和胃、消积导滞、通络止痛。

【方药】柴胡疏肝散加减。

白芍 10g，茯苓 10g，醋延胡索 6g，太子参 10g，钩藤 6g，甘草 3g，北柴胡 6g，山药 10g，山楂 6g，稻芽 10g，川楝子 6g。处方 7 剂，水煎服，每日 1 剂，同时配合外治法中药热奄包。

注意饮食调理，减少肉食，增加蔬菜水果的摄入量，避免进食生冷油腻食物，保持心情舒畅，避免情绪波动，定期复诊，根据病情调整用药。

【二诊】2019年10月5日复诊。患儿腹痛较前减轻，但仍时有发作，腹痛时常伴惊叫，大便偏硬，排便不畅，胃纳可，仍有口气，睡眠较前改善，头痛稍缓解。舌质淡红，苔白，脉弦细。予上方加枳壳6g，蒲公英6g，白术10g，黄芪10g，减山药，山楂，稻芽。处方7剂，水煎服，每日1剂。外治法同上，饮食调护同上。

【三诊】2019年10月12日复诊。患儿无头痛，腹痛较前明显减轻，无腹痛惊叫，大便基本正常，前干后烂，一日一解，仍夜寐不宁，易烦躁，多梦，胃纳可，少许口气。舌质淡红，苔薄白腻，脉弦细。中药予六神曲6g，茯苓10g，灯心草2g，白芍10g，姜竹茹6g，麦芽10g，稻芽10g，茵陈6g，太子参10g，鸡内金6g，甘草3g，钩藤6g。处方7剂，水煎服，每日1剂。外治法同上，饮食调护同上。

【随诊】1个月后随访，家属诉患儿已无腹痛，二便正常，偶有口气，睡眠较前改善。3个月后随访该患儿，家属诉患儿腹痛无复发。

【按】该医案以"肝脾不和、气滞食积"为核心病机。患儿平素嗜食肉食，少食蔬果，致脾胃受损，运化失司，食积内停，湿浊内生，阻滞中焦气机，故见腹痛反复、口气、便干。情志不遂（易烦躁、爱发脾气），肝失疏泄，横逆犯脾，气机壅滞，故腹痛与情绪相关，且伴头痛（肝经循行于头侧），舌淡红、苔白腻、脉弦细为肝郁气滞、肝脾不和之象。气滞日久，经络受阻，肠道传导失司，升降失常，故大便干结、排便前腹痛；肝郁脾虚，痰湿壅遏化热，上扰心神，则夜寐不安、多梦。治以疏肝理气、健脾和胃、消食导滞、通络止痛，予柴胡疏肝散加减。方中北柴胡疏肝解郁，升发少阳之气，白芍养血柔肝，缓急止痛，与柴胡共调肝用；川楝子疏肝理气且能清热祛湿，配伍醋延胡索行气活血，解痉止痛；太子参、茯苓、山药健脾益气，培土抑木，助运中焦；钩藤平肝息风、安神定惊；山楂、稻芽消食化积，和中导滞；甘草调和诸药，与白芍增强缓急止痛之力。初诊后患儿腹痛减轻但未根除，头痛稍缓，大便仍干，提示肝气得疏，但积滞未净，郁热未清。二诊时加枳壳加强疏肝理气之功，蒲公英疏解肝经郁热，同时加黄芪、白术益气健脾，攻补兼施。三诊时患儿头痛缓解，排便改善，但仍夜寐不宁、烦躁多梦，少许口气，考虑肝郁脾虚、湿浊与食积化热上扰心神，故而三诊侧重消积安神，加六神曲、麦芽、鸡内金加强消食导滞的作用，加灯心草、姜竹茹清热化痰、清心除烦、安神助眠，茵陈化湿清热，兼顾湿郁化热之机。1个月后腹痛未作，3个月后无复发，提示肝脾调和、气机通畅，脾胃运化功能恢复。小儿"肝常有余，脾常不足"，本案肝郁乘脾，气滞食积，治疗需疏肝不忘健脾，消积兼以扶正。外治法与内服方协同，局部温通与整体调治结合，增强行气止痛之力。饮食节制（减少肉食、生冷）与情志疏导（避免情绪波动）是防止复发的关键。

本案以“疏肝理脾、消积导滞”为法，内外合治，药食同调，充分体现中医“整体观”与“脏腑相关”理论。针对小儿腹痛的肝脾不和证，通过疏肝解郁、健脾消积、通络止痛的立体干预，终使肝气调达、脾运复健、积滞得消，腹痛自止。其治疗思路可为治疗小儿腹痛提供参考，另需重视情志与饮食调摄在愈后防复中的意义。

（三）何世东医案

张某，男，3岁9个月，2018年1月12日初诊。

【病史】患儿因“反复腹痛10日，加重3日”就诊。患儿10日前因节日聚餐过食海鲜、炸鸡及零食后出现阵发性脐周疼痛，拒按，伴食欲缺乏，嗳气酸腐，口臭，夜寐不安，大便2日未解。家长自行予健胃消食片及益生菌后患儿解干硬大便，腹痛症状稍缓解，但仍腹部胀满，腹痛反复。3日前食生日蛋糕和可乐后腹痛加剧，拒按，呕吐酸腐食物1次，夜卧不安，大便不成形，气味酸臭，小便短黄，遂来我院就诊。

【刻下症】患儿腹痛拒按，嗳气酸腐，不思饮食，手足心热，夜寐翻身频作，半夜哭闹，大便稀烂不成形，气味酸臭，舌质红，苔白浊，脉滑。查体：腹软，稍膨隆，叩诊呈鼓音，中上腹压痛，无反跳痛，未扪及包块，肠鸣音稍活跃。

【辅助检查】腹部彩超示：肝胆胰脾未见明显异常，肠系膜淋巴结稍肿大，肠管积气明显，未见肠套叠征象。

【诊断】

西医诊断：功能性消化不良。

中医诊断：食积气滞，湿阻中焦证。

【治法】消食导滞，燥湿运脾，行气止痛。

【方药】平胃散合保和丸加减。

苍术5g，厚朴5g，陈皮3g，茯苓10g，炒山楂10g，炒麦芽10g，炒莱菔子5g，布渣叶10g，姜半夏5g，连翘5g，木香（后下）3g，甘草3g。处方5剂，水煎服，每日1剂。

辅以穴位贴敷治疗，同时注意清淡饮食，以素食为主，建议食粥，避免生冷油腻食物，定期复诊，根据病情调整用药。

【二诊】患儿于2018年1月17日复诊。腹痛明显减轻，有少许腹胀，胃口较前改善，有少许口气，夜寐较前改善，无哭闹，但仍翻身频繁，无手足心热，大便成形，无酸臭气味。舌质淡红，苔白稍腻，脉细。中药予原方加减，改苍术为白术，去炒麦芽、连翘、厚朴，加淡竹叶、五指毛桃、春砂仁；具体处方：白术10g，五指毛桃10g，木香（后下）5g，春砂仁（后下）3g，陈皮3g，茯苓10g，炒山楂10g，炒莱菔子5g，布渣叶10g，姜半夏5g，淡竹叶10g，甘草3g。处方5剂，水煎服，每日1剂。

【随诊】后患儿未来再诊，1周后随访，家属诉患儿诸症悉平，食欲恢复，睡眠正常，二便调，嘱其节制饮食。1个月后随访该患儿，家属诉腹痛无复发。

【按】该医案中的患儿年幼，脏腑娇嫩，脾常不足，又因饮食不节，过食肥甘厚味损伤脾胃，导致食积停滞中焦。食积壅滞，气机受阻，故见腹痛拒按、腹胀膨隆；胃气上逆则嗳气酸腐；食积化热，湿热蕴结，则出现口臭、手足心热、小便短黄；湿浊中阻，脾失健运，清阳不升，浊阴不降，故腹部胀满、大便稀烂酸臭、食欲缺乏。舌质红、苔白浊、脉滑为食积气滞、湿阻中焦之象。病程迁延后，虽经消食通便，但湿邪未化，复因生日蛋糕、可乐等甜腻之品加重湿热蕴结，致病情反复。因此其病机核心为食积内停，气滞不行，湿浊中阻，郁而化热，故而以消食导滞、燥湿运脾、行气止痛为治法，初诊时予平胃散合保和丸加减。其中，平胃散燥湿运脾，行气和胃，保和丸消食导滞，兼清郁热，二方合用，切中食积与湿滞并存的病机。方中苍术为君，燥湿健脾，厚朴行气消胀，陈皮理气化湿，炒山楂消肉食油腻，炒麦芽消米面食积，兼疏肝理气，炒莱菔子下气除胀，姜半夏燥湿化痰，和胃降逆，茯苓健脾祛湿，连翘清解食积郁热；布渣叶为岭南特色草药，可清热利湿，助消化，尤宜湿热食滞；木香理气宽中、消积止痛；甘草益气健脾，缓急止痛，调和诸药，共解中焦湿阻气滞，恢复脾运。初诊5剂药后，患儿腹痛明显减轻，食积已去大半，湿邪渐退，故二诊时转为"缓则治本"，以健脾益气、化湿和胃为主，兼清余滞。改苍术为白术，考虑患儿湿邪渐退，脾虚未复，故以白术健脾益气，避免苍术过燥，配伍五指毛桃加强健脾化湿，扶正固本防复发；去炒麦芽、连翘，因积热已减，防消导过度；木香配春砂仁考虑木香行气止痛，砂仁醒脾化湿，恢复脾胃升降之机；加淡竹叶清心安神，兼顾清利湿热余邪。外治法以建曲、莱菔子、木香贴敷神阙、天枢、中脘，通过穴位透皮吸收，直接作用于中焦，增强行气消胀、通腑导滞之力，内外合治提高疗效。本案以"消导为主，健脾为辅"为治则，初诊侧重攻邪，二诊转为扶正祛邪，体现了“先功后补”的阶段性治疗思路。平胃散与保和丸合用，既消食导滞，又燥湿行气，配合外治法增效；小儿脾胃“易虚易实”，治疗需中病即止，避免消导过度伤正，后期调整方药以健脾化湿为主，体现了“治中焦如衡，非平不安”的用药原则。饮食调护贯穿全程，且后期未再复诊但症状悉平，提示饮食调护（素食、粥类）对巩固疗效至关重要，符合小儿“脾常不足”的生理特点，故收效显著。

特色疗法

1. 穴位贴敷

（1）丁香、肉桂、煨葛根等共研末，按 1∶1 共研末用蜂蜜调成膏糊状，注入贴膜凹陷处敷于神阙穴、天枢穴、中脘穴上，于 2~4 小时后取下即可，每日治疗 1 次，每次 1 剂，用于治疗腹部中寒、脾胃虚寒所致的腹痛。

（2）建曲、莱菔子、木香等共研末用蜂蜜调成膏糊状，注入贴膜凹陷处敷于神阙穴、天枢穴、中脘穴上，于 2~4 小时后取下即可，每日治疗 1 次，每次 1 剂，用于治疗食积所致腹痛。

2. 中药热奄包

（1）小茴香、干姜、藿香、木香等研粉与粗盐装袋中，封口，加热后热熨腹部疼痛处。

（2）莱菔子、枳实、广木香、生大黄、延胡索等研粉封口，加热后热熨腹部疼痛处，每日 1~3 次，每次 15~30 分钟。

3. 小儿推拿

（1）揉一窝风，揉外劳宫，补脾经，推三关，摩腹，拿肚角。用于腹部中寒型。

（2）补脾经，顺运八卦，推四横纹，揉板门，清大肠，揉中脘，揉天枢，分腹阴阳，拿肚角。用于乳食积滞型。

（3）顺运八卦，清胃经，退六腑，推四横纹。用于胃肠热结型。

（4）揉外劳宫，补脾经，顺运八卦，补肾经，推三关，揉中脘，按揉足三里。用于脾胃虚寒型。

4. 耳穴压豆

选穴：胃耳穴、脾耳穴、肝耳穴、胆耳穴、小肠耳穴、内分泌耳穴。

实证加三焦耳穴、大肠耳穴。便秘加直肠耳穴。用生王不留行籽置于胶布中，贴压耳穴，并轻轻按压，1 日 3~5 次，每周换贴 2~3 次，两耳轮换，10 次为 1 个疗程，多用于慢性腹痛。

5. 火龙罐　取穴中脘穴、神阙穴、双天枢穴、上脘穴、下脘穴、气海穴、关元穴、水分穴、双滑肉门穴，双外陵穴、双大横穴、双腹结穴、双归来穴，温中健脾、理气止痛、疏调大肠、温经通络，适用于腹部中寒、脾胃虚寒、气滞血瘀等所致腹痛。

五、预防调护

（一）日常调护

小儿脾胃薄弱，经脉未盛，易为内外因素所伤是本病的重要病机，因此顾护脾胃对本病来说有着重要意义。小儿脾胃本就较弱，容易因饮食失当、生活方式不当致病，因此在日常生活当中，家长需注意让小儿避免腹部受寒，少食生冷寒凉之品、肥甘厚腻之物，注意饮食卫生。

（二）饮食要点

1. 准备新鲜、少渣、易消化的食物，主食宜选用白米、白面等细粮，而不宜选用纤维含量高的杂粮。

2. 避免进食刺激肠胃的食物，如粗粮、芹菜、韭菜、雪菜、竹笋及干果类等；忌吃易产酸、产气的食物，如红薯、土豆、过甜点心及糖醋食品、生葱、生萝卜、生蒜等；不吃生冷食物，如冷饮、凉拌菜；不吃坚硬的食物，如腊肉、火腿、香肠、蚌肉等。控制调味品的用量，如胡椒粉、咖喱粉、芥末、辣椒油等。

3. 养成良好的进餐习惯，应定时定量，少量多餐。切忌不吃早餐、晚餐贪吃，更不能暴饮暴食。饭前便后要洗手，避免寄生虫感染，家长应改变观念，不要追喂、强喂、哄喂，需帮助患儿节制饮食，避免过食。

（三）学会“十秒判消化”“四招助消化”

1. 十秒判消化　每天根据许尤佳教授的“10 秒判消化”的方法，通过观察孩子的舌苔、口气、大便、睡眠四个方面来判断其消化情况，是否存在积食。若这四个方面有一个方面表现不正常，家长就需要警惕，若两个及以上方面都出现问题，说明孩子消化不好，发生积食，需要引起重视。

2. **四招助消化**　出现积食后，最安全有效的方法就是四招助消化法：吃少、吃素、吃烂、配合消食饮（如谷芽、麦芽、山楂、莱菔子、鸡内金、陈皮等），平时也可以一周服用一次新三星汤（炒麦芽、山楂、炒莱菔子）来预防积食。

（四）顾护情志

孩子跟成人相似，七情内伤可影响五脏的健康和状态。其中最容易受损的是心、肝、脾。若孩子肝、脾受损，或日久化热，可能导致脾气烦躁、胆怯恐惧、情绪不稳，此乃疾病所致，需要家长理解关怀。另一方面，若不注意顾护孩子的情绪，导致其情志失调，亦会影响其消化功能，致腹痛等。

（五）适当运动，注意休息

儿童适当运动，可以增加胃肠蠕动，增强消化功能，改善食欲、增强体质。但在生病期间需注意休息，保证充足的睡眠，休作有时，适当减少户外运动时间，禁止剧烈运动、过度劳累学习等。

（六）中医食疗方

1. **白萝卜蜂蜜水**　将白萝卜切丁，与姜片同放于沸水中煮熟，捞出，晾晒半日，再放入锅内，加蜂蜜用小火煮沸，调匀，冷却后装瓶，每日服用 1 汤匙。适用于胃部胀痛、嗳气、反酸的患儿。

2. **鹌鹑蛋奶**　将牛奶煮沸，打入鹌鹑蛋，再煮数分钟后加入蜂蜜即成。每早服用。适用于腹痛、口渴、纳呆、便秘的患儿。

3. **莲米薏米红糖水**　将莲子用开水泡胀，剥皮去芯，入锅中加水煮 30 分钟，再加粳米及薏米煮沸，小火炖至食材熟烂，放红糖后食用。适用于中上腹疼痛、消瘦、食欲缺乏、舌苔腻的患儿。

4. **昆布海藻糖水**　取昆布 10g、海藻 10g，加适量水煎煮，调入 5g 红糖饮用即可。每日 1 剂，每个疗程连服 6 天，停 1 天。共服 4 个疗程。可利水祛湿、消痰软坚，用于治疗肠系膜淋巴结肿大。3 岁以上患儿应辨证服用，可以给葡萄糖 -6- 磷酸脱氢酶缺乏症的患儿用。

5. **健脾食材**　在孩子平时消化状况好，没有积食的时候可以选择 2~3 种药食同源的药材（如太子参、五指毛桃、茯苓、陈皮、山药、白扁豆、莲子等）来煲汤或者煮粥，起到健脾益气的作用。

第七章　胃痛

一、概　述

胃痛又称胃脘痛，以胃脘部疼痛为主要症状，常伴胀满、泛酸、恶心呕吐等症。多由饮食不节所致，年龄较大的患儿可与情志失调有关。年龄较小的患儿常定位不准确，显示不典型的脐周痛。

胃痛是临床上常见的一种病症，西医学中的急慢性胃炎、胃及十二指肠溃疡、胃结石、胃黏膜脱垂、胃痉挛、胃神经官能症、十二指肠炎，以及部分因胆道蛔虫症、胰腺炎等疾病而出现的上腹胃脘部疼痛，均属于中医学胃痛范畴。

本病在儿科发病率不高，但近年来有上升趋势。一年四季均可发病，多见于学龄儿童，较小患儿不能自诉症状，较大儿童虽能诉说疼痛，但往往不能正确表达疼痛部位，常易与腹痛相混淆，因而给临床诊断带来了困难，并且易造成误诊。随着诊断技术的提高、小儿胃镜应用的普及，小儿胃痛的鉴别诊断水平不断提高，降低了误诊率和误治率。

本病的记载，始见于《内经》，称之为胃脘当心痛。《诸病源候论・小儿杂病诸候・心腹痛候》中提到："小儿心腹痛者，肠胃宿食夹冷，又暴为寒气所加，前后冷气重沓动，与脏气相搏，随气上下，冲击心腹之间，故令心腹痛也。"论述了小儿胃脘痛的主要病理特点，称胃脘痛为心腹痛。《小儿药证直诀》对小儿胃脘痛论述更为全面，运用益黄散、调中丸、安虫散等治疗不同证型心腹痛。之后，历代医家对小儿胃脘痛的分证论治日趋详尽，《片玉心书》《幼科发挥》《保婴撮要》等书对小儿心腹痛的病因病理及分证论治均有精辟的论述。《生生直指》《抱乙子幼科指掌遗稿》等书明确指出心痛非真心痛，实为胃脘痛，并论述了各型的鉴别要点，现代对胃痛的研究范围广泛，对小儿胃痛的研究也日益增多。

二、病因病机

多种病因可引起胃痛，小儿常见的病因有外感因素、食伤因素、正虚因素及情志因素4类。

（一）外感因素

外感风、寒、暑、湿、火均可引起胃痛，常见因素为风寒外感与暑湿（热）侵袭。小儿寒温不知自调，由于护理不当，衣被单薄，常易感受风寒，内客于胃，寒为阴邪，易伤阳气，寒性收引使气血凝滞不通，致胃凉暴痛。夏秋季节，天暑下逼，地湿蒸腾，易冒受暑湿（热），暑湿秽浊之气内犯脾胃，阻滞中焦，灼扰胃腑，引起脘闷灼痛。

（二）食伤因素

小儿脾常不足，饮食常不知自节，或过食生冷，寒积胃中；或过食肥甘辛辣油炸之品，致湿热阻滞中焦，灼扰胃腑；或暴饮暴食，饮食过量，损伤脾胃，致食滞不化，停滞胃脘。

（三）正虚因素

小儿先天禀赋不足，或后天调护失宜，致脾胃虚弱；或久病不愈，延及脾胃，或用药不当，损伤脾胃，进而脾胃虚寒，中阳不运，使胃络失于温养，致胃凉隐痛；若素体阴虚火旺，或肝郁化火生热，耗伤胃阴，胃阴不足，脉络失其濡养，可致胃脘部隐隐灼痛。

（四）情志因素

小儿肝常有余，易木旺乘土，且小儿神气怯弱，易受惊吓，若情志违和，忧思恼怒，暴受惊恐，气郁伤肝，肝木失于疏泄，则乘脾犯胃，脾胃纳运受制，气机阻滞而引起胃脘胀痛。由于气血相依，气滞日久，还可导致瘀血内停，壅塞胃络。

病理因素为气滞：水谷入胃，经过胃的受纳和腐熟作用后，必须继续传导化物，泻而不藏，实而不满，以通降为顺。胃痛发病是通降失司，胃气郁滞所致。外感寒邪致寒凝气滞；食伤停滞胃脘致胃气机阻滞；脾胃虚弱，气机不运，虚中有滞；情志伤肝犯胃，脾胃纳运受制，气机阻滞。胃气贵在和降通畅，宜通宜降，胃失和降，不通则痛。正如《景岳全书》所说："胃脘痛证，多因食、因寒、因气不顺者，然因食因寒，亦无不皆关于气，盖食停则气滞，寒留则气凝。所以治痛之要，但察其果属实邪，当以理气为主。"

病机属性分虚实：由于胃痛的病因不同，身体素质有差异，因而在病证的发生、发展过程中，疼痛有急缓之分，病程有长短之分，病情有寒热、在气在血之别，按照其病机属性，则可分为虚、实两大类。

一般而言，实证多因外邪犯胃、饮食失调、情志不畅、瘀血内停，而虚证多因胃阴不足、脾胃虚弱，其中也可虚实夹杂，寒热转化。胃痛初起多属实证，若久痛不愈，或反复发作，脾胃受损，可由实转虚。若因寒而痛，寒邪伤阳，致脾阳不足，可成脾胃虚寒证；如因热而痛，热邪伤阴，胃阴不足，则致阴虚胃痛。虚证胃痛，又易受邪，如脾胃虚寒者，更易感受寒邪，或健运无权又致饮食停滞，故临床表现虚实兼夹之证。寒热转化，一般实证多从热化，虚证多从寒化。小儿正气充实，阳气旺盛，邪气则能从阳化热；阳虚体弱，正气不足，正不胜邪，则热证也可能转化为寒证。

三、辨证论治

（一）证候辨别

1. 辨识常证　胃痛常证有寒凝胃痛、食积胃痛、气滞胃痛、瘀血胃痛、湿热胃痛及正虚胃痛，辨证可从病史、全身及局部症状三方面着手。寒凝胃痛者常有外感风寒，或恣食生冷史；食积胃痛者有暴饮暴食史；气滞胃痛者有情志不畅史；湿热胃痛者有恣食肥甘辛辣油炸之品，或有久居湿地、外感暑湿等病史。正虚胃痛者病程较长，有素体虚弱或久病不愈病史。具体再从发病缓急、寒热、虚实、气血几个方面辨别。

（1）辨缓急：凡胃痛暴作，起病急者，多因外受寒邪，或恣食生冷，或暴饮暴食，以致寒伤中阳，或积滞不化，胃失通降，不通则痛。凡胃痛渐发，起病缓者，多因肝郁气滞，木旺乘土，或脾胃虚弱，土壅木郁，而致肝胃不和，气滞血瘀。

（2）辨寒热：胃痛暴作，遇寒凉过度则甚，得温则减为寒证。胃脘灼痛，痛势急迫，舌苔黄腻，脉弦数或濡数为热证。

（3）辨虚实：胃痛而胀，闭结不通者多实；痛而不胀无闭结者多虚。痛而拒按者多实；喜按者多虚。食后痛甚多实；空腹疼痛者多虚。脉实气盛者多实；脉虚气怯者多虚。痛剧而坚，固定不移者多实；痛徐而缓，痛处不定者多虚。新病体壮者多实；久病体弱者多虚。补法治疗痛剧者多实；攻法治疗加重者多虚。

（4）辨气血：一般胃痛初起，胀痛为主，痛无定处，时作时止，伴见嗳气者，多属气滞；久病入络，痛重于胀，痛如针刺或刀割，痛处固定不移者，多为血瘀。

2. 辨别轻重　胃痛轻症，体质好，疼痛轻，病程短，精神尚好，一般饮食调理、局部热熨按摩，或稍加治疗即愈。重症多有胃痛反复发作病史，体质差，疼痛剧烈，伴有胃肠道症状，病情严重者常伴有呕血、便血等出血症状，甚至出现胃穿孔、虚脱之候，应及时抢救，必要时手术治疗。

（二）治疗原则

胃腑以通为用，以降为顺，治疗胃痛，当以理气和胃为基本法则，同时必须审证求因，辨证施治。邪盛者应以祛邪为急，有消食和中、活血化瘀、疏肝和胃等法；虚证当以补虚为先，脾胃虚寒当温中健脾，胃阴不足宜养阴益胃等。若虚实夹杂，当扶正祛邪，根据正邪的盛衰，或以扶正为主兼以祛邪，或以祛邪为主兼以扶正。另外，胃为阳腑，喜润恶燥，理气药多辛燥香窜，耗散气血，故不宜大量久用，谨防伤阴。对胃阴不足或肝胃郁热者，尤当慎重，宜选用比较平稳又能调诸经之气的理气药，如木香、陈皮、佛手、郁金等。

（三）分证论治

1. 寒凝气滞

【症状】胃痛暴作，疼痛剧烈，以绞痛为主，畏寒喜暖，得温痛减，遇寒痛甚，口不渴，喜热饮，舌质淡，苔白，脉弦紧或弦迟，指纹淡红。

【辨证要点】一般有感受风寒或过食生冷史。发病迅速，疼痛剧烈，以绞痛为主，得温则痛减，遇寒则痛甚，全身症状显示寒证征象。

【治法】温胃散寒，行气止痛。

【方药】良附丸加味。

高良姜、香附、干姜、吴茱萸、陈皮。

气滞较甚者，加木香；表寒重，加紫苏叶、防风、生姜；兼夹积滞，证见脘腹胀满，加枳实、焦神曲、鸡内金。

风寒气滞，症见胃脘胀痛，喜暖，胸脘痞闷，不思饮食，形寒身热者，可用香苏饮加减疏风散寒，理气止痛。寒邪郁久化热，而寒邪未尽，寒热夹杂，证见胸痞脘胀，不思饮食，恶心呕吐，胃脘疼痛有灼热感，口苦口干，舌红，苔黄腻者，宜用半夏泻心汤辛开苦降，寒热并调。寒湿阻胃，脘腹满闷，恶心欲吐，舌苔白腻者，用藿香正气散加减治疗。

2. 饮食积滞

【症状】胃脘胀疼，拒按，嗳腐吞酸，或呕吐不消化之食物，吐后痛减，不思饮食，大便不爽，舌体胖质红，苔厚腻，脉滑，或指纹紫滞。

【辨证要点】起病前常有饮食不节或暴饮暴食史，胃烷胀满疼痛，嗳腐吞酸,呕吐不消化物,吐后痛减为本证特征。

【治法】消导行滞,和胃止痛。

【方药】保和丸加减。

焦山楂、焦神曲、莱菔子、半夏、陈皮、茯苓、木香。

伤于肉食重用焦山楂;伤于面食重用莱菔子;伤于谷食重用焦神曲;胃脘胀满不减,可加香附、枳壳、延胡索;大便不爽,加枳实、大黄(后下);食积化热、苔黄、便秘者,可加芒硝(兑入)、大黄(后下);兼胃气上逆而呕吐、恶心、呃逆者,加陈皮、生姜、姜半夏、旋覆花。

食滞初起,食停胃脘,胸脘痞闷,并有欲吐之势,治宜因势利导,用吐法,选用瓜蒂散或用盐汤探吐,食积得出,一吐痛除。暴饮暴食,饮食过量,胃纳过盛,症见脘腹撑满胀痛难忍,拒按甚或手不可近,可用木香槟榔丸去黄连、黄柏,加焦神曲、焦山楂消积除满。胃弱食滞,治宜健胃消痞,化积止痛,选用香砂枳术丸加焦神曲、炒麦芽。

3. 肝郁气滞

【症状】胃脘胀满,攻撑作痛,痛连两胁,嗳气频作,得嗳气或矢气则舒,每因情绪变化而痛作,苔多薄白,脉弦,指纹紫滞。甚则痛势急迫,心烦易怒,嘈杂吐酸。口干口苦,舌红苔黄,脉弦数,或指纹紫。

【辨证要点】胃脘胀满,痛连两胁,每因情志因素而痛为本证特征。本证在较大儿童中较为常见。

【治法】疏肝理气,和胃止痛。

【方药】柴胡疏肝散加减。

柴胡、香附、枳壳、陈皮、川芎、白芍。

疼痛甚者,加延胡索、川楝子、佛手;嗳气、呕吐、恶心较甚,胃气上逆者,宜加半夏、紫苏梗、旋覆花;胃酸多者,加乌贼骨、煅瓦楞子、煅牡蛎、五灵脂以和胃制酸。

肝气郁结,日久化火,肝胃郁热,胃脘灼痛者,治宜疏肝理气,清热止痛,选用金铃子散合左金丸加乌贼骨、煅瓦楞子等。肝气犯胃,日久不愈,脾气亦伤,胃痛而胀,反复发作者,治宜调理肝脾,理气和胃,用逍遥散加佛手、香附、砂仁、郁金等。气滞夹痰,胃痛胸闷,咳吐稠痰者,用越鞠丸合二陈汤加减,解郁化痰,和胃理气。肝胃郁热,迫血妄行,症见呕血,其色鲜红者,治宜清火,凉血止血，方用泻心汤加味治疗。

4. **瘀血阻络**

【**症状**】胃痛如针刺或刀割，痛处固定，拒按，疼痛持久，或见吐血、黑便，舌质紫黯或有瘀斑，脉涩，或指纹沉滞。

【**辨证要点**】本证以胃痛反复发作，痛如针刺或刀割，痛处固定，痛时持久为特征，若瘀痛日久，损伤络脉，血不循经，则见出血症。

【**治法**】化瘀通络，理气和胃。

【**方药**】活络效灵丹合失笑散加减。

当归、丹参、乳香、没药、五灵脂、蒲黄、檀香、陈皮、砂仁。

痛甚，加延胡索、郁金、川楝子；痛如刀割，加白芍、甘草以缓急止痛；气虚者可加白术、黄芪、黄精。

血瘀胃痛伴吐血便血，其色紫暗者，可用花蕊石散加白及、侧柏叶、地榆炭等以止血活血。失血致虚者，症见面色萎黄、神疲乏力、脉象细弱等，此为气血不足，可用调营敛肝饮加党参、白术等。气随血脱，心慌心悸，面色惨白者，急用补气摄血类方剂，如独参汤治之。

5. **湿热中阻**

【**症状**】痛势急迫，胃脘部灼热拒按，嘈杂，口干口苦，口渴不欲饮，小便黄，大便不畅，舌质红苔黄腻，脉滑数，指纹紫滞。

【**辨证要点**】本证以病势急迫、胃脘疼痛灼热拒按、口苦口渴、舌红苔黄腻为辨证要点。

【**治法**】清热化湿，理气和胃。

【**方药**】清中汤加减。

黄连、栀子、半夏、茯苓、肉豆蔻、陈皮、甘草、藿香、厚朴。

胃气上逆而致呕吐、恶心者，加竹茹；属气机阻滞便秘者，加枳实、槟榔。

痰热互结，症见脘痛引背，咯痰黏滞，口苦纳呆，治宜清热化痰，理气和胃，可用半夏泻心汤加减。痰湿阻胃者，方用二陈汤合平胃散治疗。

6. **正虚胃痛**

（1）脾胃虚寒

【**症状**】胃痛隐隐，喜暖喜按，空腹痛重，得食则减，时呕清水，纳少，神疲，手足欠温，大便溏薄，舌质淡，边有齿痕，苔薄白，脉沉缓，或指纹淡。

【辨证要点】本证以病程较长，胃痛隐隐，绵绵不断，喜暖喜按，全身显现虚寒证之象为特征。

【治法】温中健脾。

【方药】黄芪建中汤合理中汤加减。

黄芪、饴糖（烊化）、桂枝、白芍、炙甘草、生姜、大枣、炮姜、党参、白术。

如泛吐清水较多者可加陈皮、半夏、茯苓；若吐酸水者可去饴糖加左金丸；胃脘冷痛，寒邪较甚者，宜加附子（先煎）、吴茱萸。

阴寒内盛，症见脘腹冷痛、喜温喜按、畏寒肢冷、苔白润、脉沉迟者，治宜温中补虚，降逆止痛，方用大建中汤加味。脾胃气虚，症见胃脘胀闷，呕逆嗳气，恶心呕吐者，宜健脾和胃，方用香砂六君丸加减。中气下陷者，治宜补中益气，调理升降，方用补中益气汤加枳实治疗。脾不统血而便血者，治宜温脾益气摄血，方用黄土汤加减治疗。

（2）脾胃阴虚

【症状】胃脘隐隐灼痛，空腹时加重，烦渴思饮，口燥咽干，食少，大便干，舌红少苔或剥苔，脉细数或细弦，指纹淡紫。

【辨证要点】本证多见于病程较长，或长期使用温燥药物的患儿。临床以胃脘隐隐灼痛、口燥咽干、舌红苔少等胃阴不足之象为特点。

【治法】养阴益胃。

【方药】益胃汤加减。

沙参、麦冬、玉竹、生地黄、白芍、甘草、大枣。

胃脘胀痛较剧者，宜加厚朴花、玫瑰花、佛手等；大便干燥难解者，加火麻仁、瓜蒌仁；吞酸者，加煅瓦楞子、乌贼骨；灼热疼痛者，加竹叶、石膏。

肝胃火燔，劫灼肾阴，肾水不足，肝木失于滋养，肝肾阴虚，症见胃脘灼痛，心烦不寐，头晕耳鸣，舌红少苔者，宜用一贯煎滋肾养肝。气阴两虚，症见胃脘隐痛，纳呆食少，气短懒言者，治宜益气养胃阴，方用叶氏养胃汤加太子参、炙黄芪。津涸血瘀者，方用通幽汤加减，滋阴养血，行瘀止痛。

四、医案解要

（一）何世东医案

陈某，男，12 岁，2023 年 6 月 12 日初诊。

【病史】患儿反复上腹痛 7 个月余。外院查胃镜后诊断其患慢性浅表性胃炎。先用西药治疗 3 个多月未见明显效果，继又配合中药健脾和胃、温中健脾，疏肝健脾等亦无明显改变。

【刻下症】患儿反复出现上腹部疼痛，按之则痛甚，口干口苦，口渴不欲饮，无反酸嗳气，无呕吐腹泻，舌苔白，脉浮滑。心肺体查无特殊。腹软，无明显膨隆，上腹部压痛明显，无反跳痛，余腹无压痛及反跳痛，肠鸣音正常。

【诊断】

西医诊断：慢性浅表性胃炎。

中医诊断：胃痛，痰热犯胃证。

【治法】清热涤痰散结。

【方药】小陷胸汤加减。

瓜蒌 20g，半夏 10g，黄连 6g，枳实 10g。

【二诊】患儿服药 2 剂，诸证大减；继服 4 剂，诸证消失，愈。

【按】本证属痰热互结胃脘之候。患者反复心下疼痛 7 个月余，按之痛甚，此乃《伤寒论》所云“小结胸病，正在心下，按之则痛”之典型证候。虽见患儿口干口苦似有热象，然其渴不欲饮、苔白脉滑，实为痰饮内阻之征。前医屡用健脾温中之品无效，盖因病机不在脾虚，而属痰热胶结之实证。脉浮滑者，正如《金匮要略》言“脉浮而细滑，伤饮”，示痰饮挟热之象。

小陷胸汤，方中瓜蒌甘寒滑利，一物而兼清热化痰、宽胸散结之功，为君药；黄连苦寒清降，直折心下郁热，半夏辛温化痰，二药相伍，辛开苦降以调畅气机，共为臣药；更佐枳实行气破结，助痰热消散。四药配伍，暗合“治痰者必降其火，治火者必顺其气”之旨，故有收清热涤痰、开结止痛之效。

初诊两剂即效，六剂而愈，验证了《丹溪心法》“痰之为物，随气升降，无处不到”之论。本案启示临证当详审病机，虽见脾虚之疑似证候，然痰热互结方为本病关键，不可惑于表面舌白之象而误投温补。惟遵仲景“观其脉证，知犯何逆，随证治之”之训，方能切中病机，效如桴鼓。

（二）刘石坚医案

蔡某，女，8 岁，2018 年 9 月 3 日初诊。

【病史】患儿上腹疼痛 10 天。曾多次于外院就诊，诊断其患急性胃炎。

先予西药治之无效，继又配用中药疏肝和胃、藿香正气治之仍无功。

【刻下症】患儿反复出现脘腹疼痛，上腹部为主，拒按，伴呕吐胃内容物5~6次/天，闻油腻味则更甚，无发热，无腹泻，无反酸嗳气，纳欠佳，眠一般，二便正常，舌苔白腻，脉紧滑数。心肺体查无特殊。腹软，无明显膨隆，上腹部压痛明显，无反跳痛，余腹无压痛及反跳痛，肠鸣音稍活跃。

【诊断】

西医诊断：急性胃炎。

中医诊断：胃痛，饮食不节，秽浊犯胃，积滞不化证。

【治法】以宜化浊导滞为法。

【方药】保和丸加减。

神曲10g，山楂10g，茯苓15g，姜半夏10g，陈皮5g，连翘5g，莱菔子10g，麦芽15g，海螵蛸15g，木香10g。

【随访】服用上述药剂并配合针刺后，患儿疼痛、呕吐已减八九，继服2剂，愈。

【按】《素问·痹论》有云："饮食自倍，肠胃乃伤。"本案患儿胃脘疼痛拒按，呕吐频作，舌苔白腻，脉紧滑数，显系饮食不节，秽浊积滞中焦，胃失和降之证。《小儿药证直诀》指出"小儿……五脏六腑，成而未具全……全而未壮"，其脾胃运化功能尚未健全，尤易因饮食不节而致病。前医误投疏肝理气、芳香化湿之剂，未中肯綮，故疗效不彰。

保和丸出自《丹溪心法》，乃消食导滞之名方。山楂化饮食，消肉积；神曲消食下气；麦芽消一切米面诸果食积。本案以保和丸为基础，去甘壅之品，佐以木香行气止痛，海螵蛸制酸护胃，更合秽浊积滞之病机。配合足三里、内关通降胃气，使积滞得消，胃气得和，故能一剂知，三剂已。

此案启示：治疗小儿食积胃痛，当遵"六腑以通为用"之旨，以消导为要，使邪去正安。诚如《景岳全书》所言："小儿之病，非外感风寒，则内伤饮食。"临证当详察病机，不可拘泥成法而贻误病情。

（三）何世东医案

曾某，男，13岁，2019年12月13日初诊。

【病史】患儿反复上腹痛半年。患儿近半年因学业紧张，反复出现上腹部疼痛。外院查胃镜：十二指肠球部溃疡。曾予西药抑酸护胃治疗，情况有所缓解，但反复。

【刻下症】患儿反复上腹部疼痛，时轻时重，按则痛减，偶有腹痛里急，肠鸣转矢气则稍舒，大便稀烂，纳呆口淡，晨起干呕，肢体倦怠，精神萎靡，舌质黯红不华，苔白腻，脉弦涩。心肺体查无特殊。腹软，无明显膨隆，上腹部压痛明显，无反跳痛，余腹无压痛及反跳痛，肠鸣音稍活跃。

【诊断】

西医诊断：十二指肠球部溃疡。

中医诊断：胃痛，中焦虚寒，脾虚湿困证。

【治法】温中健脾。

【方药】黄芪建中汤加减，共7剂。

名家验方

黄芪建中汤加减

组成：黄芪20g，桂枝10g，白芍20g，甘草3g，炮姜10g，大枣15g，炒麦芽15g，春砂仁6g，木香5g，丹参12g，三七5g。

秦伯未前辈曾用黄芪建中汤治溃疡病有效。《伤寒论》："阳脉涩，阴脉弦，法当腹中急痛，先与小建中汤。"《金匮要略》："虚劳里急，诸不足，黄芪建中汤主之。"然何世东教授考虑到张仲景原方之饴糖，尚嫌甘壅，故去之加炒麦芽，有补中寓消之意。又去原方生姜之走，改用炮姜之守，可见化裁古方之妙。何老常强调补脾阳不忘祛湿，故用春砂仁、木香以祛湿。而患儿舌质黯红，又是久病入络之象，故加入丹参、三七活血祛瘀之品。

【二诊】患儿上腹痛显著减轻，里急后重感渐舒，大便仍未成形。脉弦涩如前。拟前方去丹参、三七，加白术10g，共7剂。

【三诊】患儿脘痛已减过半，无明显里急后重感，大便成形，惟仍短气乏力。

拟前方再去春砂仁、木香，加吉林人参（另炖）6g，以扶元气。共7剂，愈。

【按】本案患儿因学业紧张，情志不畅，导致肝气郁结，肝郁乘脾，脾失健运，湿浊内生，发为上腹部疼痛、大便稀烂、纳呆口淡、晨起干呕等症状。其病机符合《金匮要略》所言"腹中寒气，雷鸣切痛，胸胁逆满，呕吐。"此为中焦虚寒，脾运失健，湿浊阻滞，气机不畅所致。故治以温中健脾、化湿行气为主，选用黄芪建中汤加减。

黄芪建中汤出自《金匮要略》，原为治疗虚劳里急、腹中痛之方。方中黄芪补气固表，桂枝温阳散寒，白芍养血和营，甘草调和诸药，炮姜温中散寒，大枣补脾和胃，诸药合用，共奏温中健脾之效。加炒麦芽健脾消食，春砂仁化湿开胃，木香行气止痛，丹参、三七活血化瘀，以助气血运行。

二诊时，患儿上腹痛减轻，但大便仍未成形，故去丹参、三七，加白术以健脾燥湿。《神农本草经百种录》云："白术，味苦温，主风寒、湿痹，死肌……去湿止汗……消食。"白术健脾燥湿，正合脾虚湿盛之病机。

三诊时，患儿脘痛大减，大便成形，惟短气乏力，故去春砂仁、木香，加吉林人参以大补元气。《神农本草经百种录》云："人参，味甘、微寒，主补五藏，安精神，定魂魄，止惊悸……除邪气……明目……开心益智。"人参补气扶正，以助患儿元气恢复。

本案治疗过程中，谨守病机，随证加减，体现了《黄帝内经·素问·至真要大论》所言"谨守病机，各司其属，有者求之，无者求之，盛者责之，虚者责之。"通过温中健脾、化湿行气、补气扶正之法，逐步调理，终使患儿痊愈。此案充分展现了中医辨证论治的精髓，即根据病情变化灵活施治，以达到最佳疗效。

（四）刘石坚医案

林某，女，14岁，2019年11月9日初诊。

【病史】患儿上腹部疼痛1年余。外院查胃镜后诊断为：胆汁反流性胃炎。前医曾用西药抑酸护胃、促进胃动力等治疗，配合中药（参芪归术汤、沙参麦冬汤），效果欠佳。

【刻下症】患儿形体消瘦，面色苍黄，反复出现上腹部疼痛，呈烧灼感，进食后加重，甚则恶心呕吐，吐苦水，即觉咽喉热辣，心烦少寐，便秘，大便偏软，舌苔黄腻、根部厚浊，脉略弦。心肺体查无特殊。腹软，无明显膨隆，上腹部压痛明显，无反跳痛，余腹无压痛及反跳痛，肠鸣音稍活跃。

【诊断】

西医诊断：胆汁反流性胃炎。

中医诊断：胃痛，寒热错杂，肝胃不和证。

【治法】辛开苦降，平肝和胃。

【方药】半夏泻心汤合旋覆代赭汤加减。

半夏、太子参、赭石各 15g，黄连 7g，干姜 5g，柴胡、紫苏梗各 12g，黄芩、木蝴蝶、香附各 10g。随症加减：痛甚加川楝子、延胡索；便秘加大黄、枳实；气滞加百合、乌药；胁痛加白芍、麦芽。连服中药 1 个月余，愈。

【按】本案患儿形体消瘦，面色苍黄，反复上腹部疼痛，呈烧灼感，进食后加重，甚则恶心呕吐，吐苦水，咽喉热辣，心烦少寐，便秘，大便偏软，舌苔黄腻根部厚浊，脉略弦。显系寒热错杂，肝胃不和，故以半夏泻心汤合旋覆代赭汤加减治之。半夏泻心汤辛开苦降，调和寒热，旋覆代赭汤平肝和胃，降逆止呕，二者合用，共奏辛开苦降，平肝和胃之效。

半夏泻心汤出自《伤寒论》，为治疗寒热错杂、心下痞满的经典方剂。方中半夏辛温，降逆止呕，散结消痞；干姜辛热，温中散寒；黄连、黄芩苦寒，清热燥湿，泻火解毒；太子参益气养阴，扶正祛邪。诸药合用，辛开苦降，调和寒热，共奏和胃降逆、消痞散结之效。《证类本草》云半夏："主伤寒寒热，心下坚，下气，喉咽肿痛。"干姜温中散寒，回阳通脉；黄连、黄芩主热气，清热燥湿；太子参补气生津，治虚劳咳嗽。

旋覆代赭汤出自《伤寒论》，为治疗肝胃不和、气逆呕吐的经典方剂。方中赭石重镇降逆，平肝潜阳；柴胡疏肝解郁，和解少阳；紫苏梗理气宽中；香附疏肝理气；木蝴蝶清肺利咽。诸药合用，共奏平肝和胃、降逆止呕之效。《本草纲目》云赭石主治鬼疰贼风蛊毒；柴胡主治心腹肠胃中结气，饮食积聚；紫苏梗下气，除寒中；香附利三焦，解六郁。

随症加减：痛甚加川楝子、延胡索，川楝子苦寒，疏肝理气，止痛；延胡索辛苦温，活血行气，止痛。便秘加大黄、枳实，大黄苦寒，泻热通便；枳实苦辛，破气消积。气滞加百合、乌药，百合甘微寒，养阴润肺，清心安神；乌药辛温，行气止痛，温肾散寒。胁痛加白芍药、麦芽，白芍药苦酸微寒，养血敛阴，柔肝止痛；麦芽甘平，消食和中，疏肝解郁。《本草纲目》云川楝子温疾伤寒，大热烦狂；延胡索主治破血；大黄主治下瘀血，荡涤肠胃；枳实主治大风在皮肤中，除寒热结；百合主治邪气腹胀心痛；乌药主治中恶心腹痛；白芍药主邪气腹痛，除血痹；麦芽主消食和中，宽肠下气。

综上所述，本案患儿寒热错杂，肝胃不和，以辛开苦降，平肝和胃为法，何老选用半夏泻心汤合旋覆代赭汤加减，随症施治，终获良效。此案体现了中医辨证论治的精髓，亦彰显了中医经典理论在临床实践中的指导价值。

特色疗法

1. 穴位贴敷

丁香肉桂方(主要成分为丁香、肉桂等):适用于寒邪内盛引起的胃痛、腹痛等症状。

防风白术方(主要成分为防风、白术等):适用于脾虚湿盛、风湿痹痛等症状。

常取穴位为天枢穴(主治腹痛、腹胀)、神阙穴(主治腹痛、泄泻)、中脘穴(主治胃痛、呕吐)、下脘穴(主治腹痛、消化不良)等。

2. 中药热奄包

寒证:予腹痛一方(小茴香、干姜、藿香、木香等),适用于寒邪内盛引起的胃痛、腹痛等症状。

热证:予腹痛二方(莱菔子、枳实、木香、大黄、延胡索等),适用于热邪内盛引起的胃痛、腹痛、便秘等症状。

3. 针灸治疗

(1)体针

1)肝郁气滞证:取穴中脘穴(主治胃痛、呕吐)、期门穴(主治胸胁胀痛)、内关穴(主治心痛、胃痛)、足三里穴(主治胃痛、腹胀)、阳陵泉穴(主治胁痛、黄疸)。针刺用泻法,以疏肝理气、解郁止痛。

2)脾胃虚寒证:取穴脾俞穴(主治腹胀、泄泻)、胃俞穴(主治胃痛、呕吐)、中脘穴、内关穴、足三里穴。针刺用补法,配合灸治,以温中散寒、健脾和胃。

(2)耳针

选穴:胃耳穴、脾耳穴、交感耳穴、神门耳穴、皮质下耳穴。泛酸者,去胃加内分泌耳穴;十二指肠溃疡,加十二指肠耳穴。

(3)穴位注射:选穴为胃俞穴、脾俞穴、相应夹脊穴、中脘穴、内关穴、足三里穴。选用红花注射液、当归注射液、阿托品或普鲁卡因注射液(皮试阴性)注射于上述穴位,每次1~3穴。

(4)急症胃痛:体针主穴为中脘穴、足三里穴。虚证用补法,实证用泻法,虚寒证可加灸。耳针常用穴为胃耳穴、神门耳穴。

五、预防调护

（一）预防

1. **饮食有节，防止暴饮暴食或饮食过量** 饮食应定时定量，避免过饥过饱。细嚼慢咽，每口食物咀嚼 20~30 次。

2. **培养良好的饮食习惯** 避免食用生冷、油腻、辛辣、过烫或腌制食品，避免过冷或过热。

3. **保持精神愉快，注意劳逸结合** 情志不畅是胃痛的重要诱因，应保持心情舒畅，避免抑郁、恼怒等情绪波动。

4. **改善居住环境，注意饮食卫生** 居住环境应温暖向阳，避免潮湿寒冷，以防外邪侵袭脾胃。避免食用不洁食物，防止胃肠道感染。

（二）护理

1. **全面细致观察病情，辨证施护** 观察患儿胃痛的部位、性质、发作时间、诱发因素及舌象脉搏变化，详细记录，以便辨证施治。

2. **发病时饮食调理** 忌食油腻、腥味、生冷、粗硬食物，以清淡易消化的流质或半流质饮食为主，如米汤、粥类等。

3. **病情较重者的护理** 嘱患儿卧床休息，避免精神刺激，保持情绪稳定。注意保暖，尤其是胃脘部，可使用热水袋温熨或生姜红糖汤散寒止痛。

4. **合并呕血或便血的护理** 向患者及家属宣教，消除其紧张恐惧心理，保持乐观情绪，树立战胜疾病的信心。

（三）食疗方

1. 经典食疗方

（1）生姜红糖汤：适用于寒邪客胃型胃痛，具有散寒止痛的功效。

（2）山药小米粥：适用于脾胃虚寒型胃痛，可健脾养胃，温中止痛。

（3）薏米红豆粥：适用于湿热型胃痛，可清热祛湿，缓解胃脘胀满。

2. 现代经验食疗

（1）木瓜炖牛奶：木瓜性温，富含消化酶，可帮助消化，但胃酸过多者不宜多食。

（2）益生菌酸奶：适用于肠道菌群失调引起的腹胀、消化不良，可调节胃肠功能。

第八章　小儿泄泻

一、概　　述

小儿泄泻,是以大便次数增多,粪质稀薄或如水样为主要特征的儿科常见疾病,古代医籍中多有记载。小儿泄泻四季均可发生,以夏秋季节发病率较高。不同年龄段的小儿均可患病,但以 2 岁以下婴幼儿更为多见。若泄泻经久不愈,可影响小儿的营养吸收和生长发育,严重者甚至会危及生命。

二、病因病机

小儿泄泻的病因较为复杂,主要与外感风寒暑湿、内伤饮食、脾胃虚弱、脾肾阳虚以及肝郁脾虚等有关,其基本病机为脾胃运化失常,清浊相干,并走大肠。

(一) 外感风寒暑湿

小儿脏腑娇嫩,形气未充,卫外功能较弱,易被外邪侵袭。外感风寒之邪,侵袭肌表,肺卫失宣,可致肺气不宣,影响脾胃的运化功能,导致升降失常,水谷不化,发为泄泻。暑湿之邪在夏秋季节尤为盛行,小儿感受暑湿,蕴结脾胃,脾胃运化失职,清浊不分,亦可引发泄泻。暑湿泄泻常伴有发热、口渴、呕吐等症状。

(二) 内伤饮食

小儿饮食不知自节,家长喂养不当,如过食生冷油腻、暴饮暴食,或食用不洁食物,均可损伤脾胃。脾胃受损后,运化功能减弱,不能腐熟水谷,导致食物停滞胃肠,积而不化,阻滞气机,水反为湿,谷反为滞,合污而下,发生泄泻。《素问·痹论》云:“饮食自倍,肠胃乃伤。”小儿脾胃薄弱,更易因饮食不节而发病。

(三) 脾胃虚弱

小儿先天禀赋不足,或后天喂养不当、病后失调,均可导致脾胃虚弱。脾胃虚弱则运化无力，水谷精微不能正常吸收和输布，水湿内生，停滞肠道，引发泄泻。脾胃虚弱型泄泻常表现为大便时溏时泻，迁延反复，食后作泻，面色萎黄，神疲倦怠等。

（四）脾肾阳虚

小儿素体阳虚，或久泻不愈，损伤肾阳，导致脾肾阳虚。肾阳不足，不能温煦脾土，脾失温养，运化失职，水谷不化，下趋肠道，出现泄泻。脾肾阳虚型泄泻多在黎明前发作，大便清稀，完谷不化，形寒肢冷，腰膝酸软等症状较为明显。

（五）肝郁脾虚

小儿情志不舒，如惊吓、紧张、焦虑等，可影响其肝的疏泄功能。肝失疏泄，横逆犯脾，导致脾胃运化失常，出现泄泻。肝郁脾虚型泄泻常伴有腹痛即泻，泻后痛减，胸胁胀满，情志抑郁等症状。

三、辨证论治

小儿泄泻的辨证，应首辨泄泻的轻重缓急，再辨寒热虚实。治疗原则以运脾化湿为主，根据不同的证型，分别采用散寒化湿、清热利湿、消食导滞、健脾益气、温补脾肾、疏肝健脾等治法。

1. 风寒泄泻

【症状】大便清稀，夹有泡沫，臭气不甚，肠鸣腹痛，或伴恶寒发热，鼻流清涕，咳嗽，舌质淡，苔薄白，脉浮紧，指纹淡红。

【治法】疏风散寒，化湿和中。

【方药】藿香正气散加减。

方中藿香 6~9g，辛微温，芳香化湿、和中止呕，兼解表散寒，为君药。紫苏 6~9g，辛温，发散风寒、行气宽中；白芷 3~6g，辛温，祛风散寒、燥湿止痛，二者助君药解表化湿，为臣药。白术 6~9g，苦甘温，健脾燥湿；半夏 6~9g，辛温，燥湿化痰、降逆止呕；陈皮 6~9g，苦辛温，理气和中、化湿醒脾，三者共为佐药，调理中焦气机。甘草 3g，甘平，调和诸药，为使药。

【加减】若腹痛剧烈，加木香 3~6g、砂仁 3~6g，辛温行气止痛；若表寒重，恶寒无汗，加荆芥 6~9g、防风 6~9g，增强解表散寒之力；若泄泻清稀如水，加茯苓 9~12g、泽泻 6~9g，健脾利湿止泻。

2. **湿热泄泻**

【症状】大便水样，或如蛋花汤样，泻下急迫，量多次频，气味秽臭，或见少许黏液，腹痛时作，食欲缺乏，或伴呕吐、恶心，神疲乏力，或发热，口渴，小便短黄，舌质红，苔黄腻，脉滑数，指纹紫。

【治法】清热利湿，分利止泻。

【方药】葛根芩连汤加减。

葛根9~12g，甘辛凉，解肌退热、升阳止泻，为君药。黄芩6~9g，苦寒，清热燥湿；黄连3~6g，苦寒，清热泻火、解毒止痢，二者助君药清肠中湿热，为臣药。甘草3g，甘平，缓急和中、调和诸药，为佐使药。

【加减】若泻下急迫如水，加车前子（包煎）6~9g、滑石9~12g，利湿清热；若腹痛明显，加白芍9~12g、木香3~6g，柔肝缓急止痛；若呕吐频繁，加竹茹6~9g、半夏6~9g，降逆止呕。

3. **伤食泄泻**

【症状】大便稀溏，夹有乳凝块或食物残渣，气味酸臭，或如败卵，脘腹胀满，便前腹痛，泻后痛减，腹痛拒按，嗳气酸馊，或有呕吐，不思乳食，夜卧不安，舌苔厚腻，或微黄，脉滑实，指纹滞。

【治法】消食导滞，和中止泻。

【方药】保和丸加减。

山楂9~12g，酸甘微温，消食化积，尤擅消肉食油腻，为君药。神曲6~9g，甘辛温，消食和胃；莱菔子6~9g，辛甘平，消食除胀、降气化痰，二者助君药消导积滞，为臣药。半夏6~9g，辛温，燥湿化痰；陈皮6~9g，苦辛温，理气和胃；茯苓9~12g，甘淡平，健脾渗湿，三者共为佐药。连翘6~9g，苦微寒，清热散结，防食积化热，为使药。

【加减】若腹胀甚，加厚朴6~9g、枳实6~9g，行气除满；若积滞化热，见苔黄、口渴，加黄连3~6g、黄芩6~9g，清热燥湿；若呕吐剧烈，加生姜3~6g、竹茹6~9g，降逆止呕。

4. **脾虚泄泻**

【症状】大便时溏时泻，迁延反复，食后作泻，色淡不臭，时轻时重，面色萎黄，神疲倦怠，食欲缺乏，形体消瘦，舌淡苔白，脉缓弱，指纹淡。

【治法】健脾益气，助运止泻。

【方药】参苓白术散加减。

人参 6~9g,甘微温,大补元气、健脾益肺,为君药。白术 9~12g,苦甘温,健脾燥湿;茯苓 9~12g,甘淡平,健脾渗湿,二者助君药增强健脾之力,为臣药。山药 9~12g,甘平,补脾益肺;白扁豆 6~9g,甘微温,健脾化湿;莲子肉 6~9g,甘涩平,补脾止泻,共为佐药。甘草 3g,甘平,调和诸药;砂仁 3~6g,辛温,醒脾和胃,为使药。

【加减】若久泻脱肛,加黄芪 9~12g、升麻 3~6g,益气升提;若畏寒肢冷,加干姜 3~6g、肉桂 1~3g,温中散寒;若腹胀纳呆,加木香 3~6g、陈皮 6~9g,行气醒脾。

5. **脾肾阳虚泄泻**

【症状】久泻不止,大便清稀,澄澈清冷,完谷不化,或见脱肛,形寒肢冷,面色苍白,精神萎靡,睡时露睛,舌淡苔白,脉细弱,指纹色淡。

【治法】温补脾肾,固涩止泻。

【方药】附子理中汤合四神丸加减。

附子(先煎)3~6g,辛甘大热,温肾助阳;干姜 3~6g,辛热,温中散寒,二者共为君药,温补脾肾之阳。党参 9~12g,甘平,补中益气;白术 9~12g,苦甘温,健脾燥湿,为臣药。补骨脂 6~9g,辛苦温,温肾助阳;肉豆蔻 6~9g,辛温,温中涩肠;五味子 3~6g,酸温,敛肺滋肾,共为佐药。甘草 3g,调和诸药,为使药。

【加减】若完谷不化明显,加炒麦芽、焦山楂各 9~12g,消食助运;若脱肛严重,加黄芪 12~15g、升麻 3~6g,升阳举陷;若冷汗不止,加煅龙骨(先煎)、煅牡蛎(先煎)各 15~30g,收敛固脱。

6. **肝郁脾虚泄泻**

【症状】腹痛即泻,泻后痛减,大便溏薄,胸胁胀满,情志抑郁,或烦躁易怒,嗳气食少,舌淡红,苔薄白,脉弦细,指纹淡红。

【治法】疏肝理气,健脾止泻。

【方药】痛泻要方合四君子汤加减。

白术 9~12g,苦甘温,健脾燥湿,为君药。白芍 9~12g,酸甘微寒,柔肝缓急止痛;陈皮 6~9g,辛苦温,理气和中,二者共为臣药。防风 6~9g,辛甘微温,散肝郁、舒脾气;人参 6~9g,甘微温,益气健脾;茯苓 9~12g,甘淡平,健脾渗湿,三者共为佐药。甘草 3g,调和诸药,为使药。

【加减】若胸胁胀痛甚,加柴胡、香附各 6~9g,疏肝解郁;若腹胀肠鸣,加厚朴 6~9g、木香 3~6g,行气除满;若失眠多梦,加合欢皮、酸枣仁各 9~12g,安神解郁。

四、医案解要

(一)何炎燊医案

黄某,女,2 岁 3 个月,2012 年 7 月 20 日初诊。

【病史】患儿泄泻 5 日,每日便 8~10 次,呈蛋花汤样便,夹黏液,气味臭秽。曾用枯草杆菌二联活菌颗粒、口服补液盐,症状未减。

【刻下症】患儿发热(体温 38.5℃),烦躁不安,呕吐酸水,口渴引饮,小便黄少,肛周红赤,舌红苔黄腻,指纹紫达气关。

【诊断】

西医诊断:小儿感染性腹泻。

中医诊断:泄泻,湿热泄泻证。

【治法】清热利湿,分利止泻。

【方药】藿朴夏苓汤合葛根芩连汤化裁。

藿香(后下)5g,厚朴 3g,法半夏 3g,茯苓 8g,黄芩 5g,黄连 2g,葛根 6g,滑石(包煎)10g,六一散(包煎)6g,焦山楂 6g。3 剂,水煎服,每日 1 剂,分 4 次温服。

【二诊】患儿热退(体温 37.2℃),便次减至每日 4~5 次,黏液减少,呕吐止,仍口渴,舌红苔薄黄,指纹淡紫。原方去厚朴、滑石,加太子参 6g,炒白术 5g,继服 3 剂。

【三诊】患儿大便成形,每日 1~2 次,精神转佳,纳食渐增,舌红苔薄白,指纹正常。予参苓白术散 3g,每日 2 次,连服 5 日巩固疗效。

【按】何炎燊教授认为,岭南地区小儿泄泻多夹湿热。本案患儿时值长夏,暑湿当令,复因饮食不洁,湿热蕴结胃肠,传导失职而致泄泻。其发热、便臭、舌红苔黄腻、指纹紫滞均为湿热壅盛之象,治以清热利湿为要。何老学术思想在此案中体现为如下几点。

1. 温病学思维的精妙运用　何老以藿朴夏苓汤宣化表里之湿,方中藿香后下取其轻宣芳化之性,配厚朴、法半夏、茯苓开宣气机;葛根芩连汤清肠中之热，葛根升提阳气以止利，黄芩、黄连苦寒燥湿，体现叶天士“分消走泄”的治湿原则。这种表里双解之法，既化解外受暑湿之邪，又清除内蕴肠道之热，使湿热之邪分道而消。

2. **通因通用的临床智慧** 针对湿热积滞互结的病机，何老创造性地将黄芩、黄连苦寒燥湿与焦山楂消导积滞配伍。黄连小檗碱对志贺菌、大肠杆菌等肠道致病菌有显著抑制作用，焦山楂中的熊果酸能促进消化酶分泌，二者协同使湿热积滞从大便而去，既符合《内经》“通因通用”之法，又避免了单纯止泻留邪之弊。

3. **顾护阴津的配伍艺术** 滑石、六一散清热利湿而不伤阴，其含有的硅酸镁成分可吸附肠道毒素，减少肠液渗出；葛根升津止渴，现代研究证实其中含有的总黄酮能增加小肠推进功能，改善肠道微循环。这种甘寒生津与苦寒燥湿的配伍，有效缓解了患儿口渴引饮的阴伤表现，体现了“存得一分津液，便有一分生机”的治疗理念。

4. **分期论治的动态调整** 急性期以祛邪为主，药用藿香、黄连等清热化湿；二诊热退湿减后，及时加入太子参、白术健脾益气，既防祛邪伤正，又能促进湿浊运化。这种攻补兼施的策略，既遵循了“急则治标，缓则治本”的原则，又符合小儿“脾常不足”的生理特点。

5. **地域特色的用药创新** 针对岭南气候湿热并重的特点，何老在祛湿药中配伍黄芩、黄连等苦寒之品，既清热又燥湿。与北方医家多用苍术、附子等温燥药不同，这种配伍既避免了温燥伤阴之虞，又符合岭南人群“阳常有余，阴常不足”的体质特征。现代药理研究证实，黄芩苷具有显著的抗炎作用，与黄连协同可增强抗菌效果。

6. **衷中参西的学术创新** 何老在此案中将传统辨证与现代药理相结合：黄连、黄芩中的黄连素具有广谱抗菌作用，可抑制肠道致病菌；滑石可吸附毒素，减少肠黏膜损伤；葛根芩连汤能调节肠道免疫功能，促进肠黏膜修复。这种中西医理论的有机融合，彰显了“古为今用，洋为中用”的学术主张。

7. **整体观念的深刻体现** 何老强调：“小儿泄泻虽以脾胃为病位，但与肺、肝、肾密切相关”。本案初诊时未用止泻固涩之品，而以通利之法使湿热外出，正合《内经》“清阳出上窍，浊阴出下窍”之旨。三诊后以参苓白术散善后，通过培土生金、健脾补肺，体现“治未病”思想，防止脾虚湿困反复发作。这种整体调节的思路，既重视局部病变，又关注整体机能，充分体现了中医辨证论治的精髓。

何老此案用药仅十味，却配伍严谨，层次分明，既传承了张仲景葛根芩连汤、藿朴夏苓汤的组方精髓，又结合现代药理研究创新用药，充分展现了“师古而不泥古”的治学精神，对儿科湿热泄泻的辨治具有重要的临床指导意义。

（二）何世东医案

李某，男，2岁，2018年9月15日初诊。

【病史】患儿腹泻6天，每日大便7~8次，水样便，夹有食物残渣，气味酸臭。曾服用蒙脱石散、枯草杆菌二联活菌颗粒，效果不佳。

【刻下症】患儿精神欠佳，食欲缺乏，腹稍胀气，腹痛时作，哭闹不安，小便量少，舌质淡红，苔厚腻，指纹紫滞。

【诊断】

西医诊断：小儿腹泻病。

中医诊断：泄泻，伤食泄泻证。

【治法】消食导滞，和中止泻。

【方药】保和丸加减。

神曲6g，山楂6g，莱菔子3g，半夏3g，陈皮3g，茯苓6g，连翘3g，鸡内金3g，炒谷芽6g，炒麦芽6g。3剂，水煎服，每日1剂，分3次温服。

【二诊】患儿服药后，大便次数减少至每日4~5次，大便中不消化食物残渣减少，腹胀减轻，食欲改善，但仍腹痛，舌质淡红，苔薄腻，指纹淡紫。上方去莱菔子，加3g木香理气止痛，继服3剂。

【三诊】患儿大便基本正常，每日1~2次，呈黄色软便，食欲恢复正常，精神状态良好，舌质淡红，苔薄白，指纹正常。嘱其饮食清淡，忌生冷油腻食物，以巩固疗效。

【按】何世东教授认为，小儿泄泻多由饮食不节所致。本案患儿腹泻，大便夹有食物残渣，气味酸臭，腹胀腹痛，食欲缺乏，为典型的伤食泄泻。治以保和丸加减消食导滞、和中止泻。方中神曲、山楂、莱菔子、鸡内金、炒谷芽、炒麦芽消食化积；半夏、陈皮理气和胃；茯苓健脾渗湿；连翘清热散结。二诊时根据病情变化，去莱菔子，加 3g 木香理气止痛，使病情进一步好转。三诊时患儿症状基本消失，通过饮食调理巩固疗效。

何世东教授在此案中展现了中医“辨证论治”的精髓。从病因病机分析，小儿“脾常不足”的生理特点决定其运化功能较弱，若喂养失当则易致食积停滞。时值夏令，暑湿较盛，患儿湿困脾胃，复因饮食不节，食滞中焦，导致脾胃升降失常，清浊不分而致泄泻。其大便酸臭、舌苔厚腻、指纹紫滞均为食积化热之象，故治疗以消食导滞为核心。

保和丸出自《丹溪心法》，原方主治食积停滞证。何教授在此基础上进行了创新。

1. **消食药配伍**　神曲消酒食陈腐之积，山楂消肉食油腻之积，莱菔子消谷面痰气之积，鸡内金为血肉有情之品，尤善消各种食积，四药相伍形成“三维消食体系”。

2. **理气药运用**　陈皮理气和胃，半夏降逆止呕，二药协同恢复脾胃气机。

3. **祛湿清热**　茯苓健脾渗湿，连翘清热散结，既防食积化热，又兼顾夏令暑湿特点。

4. **顾护胃气**　炒谷芽、炒麦芽消食而不伤正，体现“消补兼施”的儿科用药原则。

二诊调整体现动态辨证思想：莱菔子虽能下气消胀，但易耗气，在食积初化、气机渐复时去之；加木香增强理气止痛之效，符合“不通则痛”的病机。

三诊后强调饮食调理，遵循《内经》“饮食自倍，肠胃乃伤”的古训，通过控制饮食总量、调整食物结构，防止食积复作。

从现代医学角度看，保和丸加减方具有调节胃肠动力、促进消化酶分泌、抑制肠道致病菌等多重作用，与蒙脱石散单纯吸附作用相比，更能从病因层面解决问题。此案充分展示了中医治疗小儿泄泻“以通为补”的独特优势，为临床提供了重要参考范例。

（三）刘石坚医案

李某，女，2 岁，2020 年 11 月 10 日初诊。

【病史】患儿腹泻已 2 个月，大便时溏时泻，每日 3~4 次，多于食后即泻，曾在多家医院就诊，服用多种止泻药物及益生菌，效果不佳。

【刻下症】患儿面色萎黄，形体消瘦，神疲倦怠，食欲缺乏，大便稀溏，夹有不消化食物，舌淡苔白，脉缓弱，指纹淡。

【诊断】

西医诊断：慢性腹泻。

中医诊断：泄泻，脾虚泄泻证。

【治法】健脾益气，助运止泻。

【方药】参苓白术散加减。

党参 6g，白术 6g，茯苓 6g，山药 6g，莲子肉 6g，薏苡仁 6g，砂仁（后下）3g，桔梗 3g，炙甘草 3g，黄芪 6g，炒白扁豆 6g。7 剂，水煎服，每日 1 剂，分 3 次温服。

【二诊】患儿服药后，大便次数减少至每日 2~3 次，大便质地稍稠，食欲有所改善，但仍神疲乏力，舌质淡红，苔薄白，脉细弱。上方白术增至 9g，继服 7 剂。

【三诊】患儿大便基本正常，每日 1~2 次，精神状态明显好转，食欲恢复正常，面色渐转红润，体重增加，舌质淡红，苔薄白，脉平和。嘱其继续服用参苓白术散颗粒巩固治疗 1 个月。

【按】刘石坚教授为岭南脾胃病学术流派代表性传承人，其论治小儿泄泻独具特色，本案集中体现其“扶脾抑肝、升清降浊”的学术思想。根据《幼幼集成》“泄泻之本，无不由于脾胃”的理论，刘教授认为小儿“脾常不足”，久泻必致脾虚，脾虚则运化失司，水湿内停。本案患儿泄泻两个月，食后即泻，伴见面色萎黄、神疲倦怠，正合上述之论。

在治法上，刘教授遵循《素问》“虚者补之”原则，以参苓白术散为基础方。方中四君子汤（党参、白术、茯苓、甘草）健脾益气，黄芪补气升阳，合为补气要药；山药、莲子肉、炒白扁豆、薏苡仁健脾渗湿，取《本草纲目》“山药益肾气，健脾胃”之意；砂仁辛温理气，既助运化又防补药壅滞，体现补而不滞的配伍思想。桔梗载药上行。此即《脾胃论》“脾胃既虚，不能升浮”之治法。

二诊时刘教授将白术增至 9g，此乃深谙《本草求真》提到的白术专补脾胃之特性，重用炒白术以增强健脾燥湿之力。现代药理研究证实，白术多糖可促进肠道黏膜修复，调节肠道菌群，与本案患儿大便质地改善的临床疗效相契合。

三诊时改用参苓白术散颗粒巩固，体现“治未病”思想，符合《小儿药证直诀》“补脾宜缓”的原则，颗粒剂型更适合小儿服用，便于长期调理。

值得注意的是，刘教授在本案中体现了“肝脾同治”的学术观点。虽未直接疏肝，但通过补脾土以抑肝木，符合《内经》“见肝之病，知肝传脾，当先实脾”的治则。患儿久泻脾虚，木易乘土，故方中黄芪、白术皆具升阳举陷之功，暗合“升阳以制肝”之法。这种“扶脾抑肝”的治法，在岭南地区小儿泄泻治疗中具有重要指导意义。

刘教授强调，小儿泄泻的治疗应注重“三分治七分养”。本案中患儿形体消瘦、食欲缺乏，除药物治疗外，必嘱其饮食调理，遵循《内经》“饮食自倍，肠胃乃伤”的古训，主张“糜粥自养”，以小米粥、山药粥等易消化食物健脾养胃，配合药物治疗，方能达到“脾胃调和，诸病自除”的疗效。

特色疗法

1. 推拿疗法

补脾经：操作100~300次，可增强脾胃运化功能，改善小儿泄泻症状。

清大肠：操作100~200次，常用于治疗小儿泄泻、便秘等肠道疾病。

揉板门：操作100~200次，缓解小儿泄泻伴有的食欲缺乏、腹胀等症状。

摩腹：操作3~5分钟。能健脾和胃，理气消食，促进胃肠蠕动，调节肠道功能。摩腹时力度要适中，以小儿感到舒适为宜。

揉龟尾：操作100~200次，常用于治疗小儿泄泻、脱肛等病症。

推上七节骨：操作100~300次。能温阳止泻，多用于治疗虚寒性泄泻；若为实热泄泻，则采用推下七节骨的方法，方向相反，操作次数相同，以泻热通便。

2. 穴位贴敷疗法 对于小儿泄泻，穴位贴敷疗法可使药物直达病所，发挥温阳健脾、散寒止泻的功效。

药物组成：丁香3g、肉桂3g、吴茱萸3g、苍术5g、五倍子5g。将上述药物研成细末，过80目筛备用。

用法：每次取药末3~5g，用适量生姜汁调成糊状，敷于神阙穴（肚脐），外用医用胶布固定。每日1次，每次贴敷4~6小时，5天为一疗程。

注意事项：贴敷前需清洁局部皮肤，避免皮肤破损；贴敷过程中若小儿出现皮肤瘙痒、发红等不适症状，应及时取下药物，观察皮肤情况，症状严重者需就医处理；皮肤过敏者慎用。

3. 艾灸疗法　对于小儿泄泻，艾灸可温阳散寒、健脾止泻，尤其适用于虚寒性泄泻。

常用穴位：神阙穴、天枢穴、足三里穴、脾俞穴。

操作方法：采用温和灸，将艾条点燃后，距穴位皮肤2~3cm处进行熏烤，使局部有温热感而无灼痛为宜。每个穴位艾灸5~10分钟，至皮肤红晕为度。每日1次，5~7天为一疗程。艾灸时需密切观察小儿皮肤情况，避免烫伤。

注意事项：艾灸时要保持室内空气流通，注意保暖；小儿皮肤娇嫩，艾灸时要严格控制时间和距离，防止烫伤；艾灸后半小时内不要用冷水洗手或洗澡，艾灸后要多喝温开水，以促进新陈代谢。

4. 耳穴压豆

常用耳穴：脾耳穴、胃耳穴、大肠耳穴、小肠耳穴、交感耳穴。

操作步骤：选用饱满的王不留行籽，黏于0.5cm×0.5cm医用胶布中央。用75%酒精清洁患儿耳部皮肤。用镊子将胶布对准穴位贴紧，轻轻按压至患儿有酸胀感。每次贴单侧耳穴，双耳交替，3~5天更换一次。每日按压3~5次，每次每穴按压1~2分钟，以患儿耐受为度。

注意事项：观察患儿反应，避免过敏；保持卫生；可配合多种途径调理；一般5~7天为一疗程。

通过耳穴压豆结合日常护理，可有效辅助治疗小儿泄泻，尤其适合脾胃虚弱或功能性腹泻的患儿。

5. 中药热奄包疗法

寒性泄泻：以小茴香、干姜、藿香、木香等研粉与粗盐装袋中，封口，加热后热熨腹部。

热性泄泻：莱菔子、枳实、广木香、生大黄、延胡索等研粉封口，加热后热熨腹部。

该疗法每日 1~3 次，每次 15~30 分钟。注意温度不可过高，避免烫伤。

6. **火龙罐疗法**　火龙罐治疗小儿泄泻主要适用于虚寒型和寒湿型泄泻。

在小儿腹部以神阙穴为中心，采用回旋法操作。操作范围可以逐渐扩大，覆盖整个腹部，尤其是脐周区域。每次回旋操作约 3~5 分钟。在回旋法操作后，可以进行走罐。沿着小儿的腹部经络走向，如从胃脘部向下经过肚脐到下腹部，或者从一侧天枢穴向另一侧天枢穴走罐。走罐的速度要慢，压力要适中，注意观察小儿的表情和反应。走罐时间约 2~3 分钟。

五、预防调护

（一）饮食调理

1. **合理喂养**　提倡母乳喂养，母乳营养丰富，易于消化吸收，且含有多种免疫物质，可增强小儿的抵抗力。若人工喂养，应选择合适的奶粉，注意奶粉的调配比例和冲调方法，避免过稀或过稠。添加辅食时要遵循由少到多、由稀到稠、由单一到多样的原则，逐渐添加，避免一次添加过多或过快，以免加重小儿脾胃负担。

2. **饮食卫生**　注意饮食卫生是预防小儿泄泻的重要环节。小儿的餐具要专用，定期消毒，防止病从口入。不吃不洁食物，不吃生冷食物，水果要洗净后食用。养成良好的饮食习惯，饭前便后要洗手，教育小儿不吃掉在地上的东西。

3. **饮食规律**　培养小儿定时定量进食的习惯，避免暴饮暴食。根据小儿的年龄和消化能力，合理安排饮食次数和食量。一般来说，1 岁以内的小儿每天可进食 5~6 次，1~3 岁的小儿每天可进食 4~5 次。避免在小儿哭闹时喂食，以免引起其呛咳和消化不良。

（二）生活起居

1. **注意保暖**　小儿脏腑娇嫩，卫外功能较弱，易受外邪侵袭。家长要根据天气变化及时给小儿增减衣物，尤其是腹部要注意保暖，避免其着凉。可给小儿穿肚兜，防止寒邪直中脾胃，引发泄泻。夏季空调温度不宜过低，避免空调风口直接对着小儿吹。

2. **保证充足睡眠**　睡眠是小儿生长发育的重要保障，充足的睡眠有助于小儿恢复体力，增强免疫力。要为小儿创造安静、舒适的睡眠环境，保证小儿每天有足够的睡眠时间。一般来说，1 岁以内的小儿每天睡眠时间应在 12~16 小时，1~3 岁的小儿每天睡眠时间应在 11~14 小时。

3. **适当运动**　适当的运动可以促进小儿胃肠蠕动，增强其脾胃功能，提高小儿的抵抗力。根据小儿的年龄和身体状况，选择合适的运动方式，如散步、爬行、玩耍等。每天保证小儿有一定的户外活动时间，但要注意避免在饭后立即进行剧烈运动，以免影响其消化。

（三）情志调节

小儿的情志变化对其身体健康也有一定的影响。要关注小儿的情绪变化，避免小儿受到惊吓、紧张、焦虑等不良情绪的刺激。家长要给予小儿足够的关爱和陪伴，多与小儿交流、玩耍，营造温馨、和谐的家庭氛围，让小儿保持心情舒畅，有利于小儿的身心健康。

（四）预防接种

按时接种疫苗是预防小儿感染性腹泻的重要措施之一。目前，轮状病毒是导致小儿腹泻的常见病原体，尤其是在秋冬季节，轮状病毒感染引起的腹泻较为高发。接种轮状病毒疫苗可以有效降低小儿感染轮状病毒的风险，减轻腹泻症状的严重程度，减少因腹泻导致的脱水、电解质紊乱等并发症的发生。此外，一些肠道细菌疫苗的研发和应用也在逐步推进，家长应按照国家免疫规划程序，按时带小儿进行预防接种，为小儿的健康提供有力保障。

（五）家庭护理

1. **病情观察**　当小儿发生泄泻时，家长要密切观察小儿的病情变化，包括其大便的次数、颜色、性状、气味，以及小儿的精神状态、体温、食欲、尿量等。如果小儿出现大便次数增多、水分增加、精神萎靡、发热、呕吐频繁、尿量减少等症状，提示病情可能较重，应及时就医，以免延误病情。

2. **皮肤护理**　由于小儿泄泻时大便次数增多，肛门周围的皮肤容易受到刺激，出现发红、糜烂等情况。因此，家长要注意做好小儿的皮肤护理，每次小儿大便后用温水清洗其臀部，轻轻擦干，可涂抹适量的护臀膏或凡士林，保护小儿的皮肤，防止尿布疹的发生。选用柔软、透气性好的尿布或纸尿裤，及时更换，保持臀部清洁干燥。

3. **口服补液**　小儿泄泻容易导致脱水和电解质紊乱，及时补充水分和电解质非常重要。对于轻度脱水的小儿，可以给予口服补液盐治疗，按照说明书的要求进行冲调，少量多次饮用，以补充丢失的水分和电解质。如果小儿拒绝口服补液盐，也可以给予米汤、苹果汁等，但要注意不要给予含糖量过高的饮料，以免加重腹泻的程度。对于中重度脱水的小儿，应及时就医，进行静脉补液治疗。

（六）中医保健

1. **中药食疗**　根据小儿的体质和泄泻的证型，可适当选用一些中药食疗方进行调理。例如，对于脾虚泄泻的小儿，可以食用山药粥，将山药去皮洗净，切成小块，与大米一起煮粥，具有健脾益气、止泻的作用；对于伤食泄泻的小儿，可以食用山楂麦芽饮，将山楂、麦芽洗净，加水煎煮，取汁饮用，能消食导滞。但中药食疗方应在医生的指导下选用，避免盲目使用。

2. **中药香囊**　中药香囊是一种传统的中医保健方法，选用具有芳香化湿、健脾和胃、驱蚊避秽等功效的中药，如苍术、藿香、佩兰、艾叶、丁香等，研成粉末，装入香囊中，让小儿随身携带或放置在枕边。中药香囊散发的香气可以通过呼吸道进入人体，调节人体的气机，增强免疫力，预防疾病。对于容易发生泄泻的小儿，佩戴中药香囊也有一定的预防作用。

3. **小儿捏脊**　小儿捏脊是一种简单易行的中医保健方法，通过对小儿脊柱两侧的穴位进行捏拿，可起到调整阴阳、健脾和胃、增强体质的作用。操作方法为：让小儿俯卧在床上，暴露背部，家长用双手的中指、无名指和小指握成半拳状，食指半屈，拇指伸直对准食指前半段，然后顶住小儿皮肤，拇、食指前移，提拿皮肉，自其尾椎两旁（即脊柱两侧）双手交替向前推动至大椎穴（颈部后正中线上，第 7 颈椎棘突下凹陷中），如此反复 3~5 遍。每天捏脊 1~2 次，可在晨起或睡前进行。长期坚持捏脊，有助于改善小儿的脾胃功能，预防泄泻等疾病。

第九章　厌食

一、概　述

厌食是以长时间食欲缺乏、食量减少、厌恶进食为主要特征的儿科脾胃系疾病（不包括其他外感、内伤疾病中出现的食欲缺乏等症状，西医“厌食症”或“功能性消化不良”）。此乃小儿脾胃失调之标帜，属中医“恶食”“不嗜食”范畴。

时间上，厌食可以发生在一年中的任何时段，而在夏季暑湿之气尤盛的时期，厌食的症状往往会更加明显。年龄上，厌食可以波及各个年龄段，而1岁至6岁的儿童是厌食最为常见的发病群体。这个阶段的儿童正处于生长发育的关键时期，对营养的需求尤为旺盛，因而厌食对他们的健康影响也更为明显。地理上，岭南地处潮湿水乡，潮湿环境容易对人体的脾胃功能造成不利影响，正所谓“脾喜燥恶湿”，长时间处于潮湿环境使得本就食欲缺乏的患儿更加难以进食，从而加剧了厌食的程度。病程上，长期厌食的患儿，由于食物摄入不足，容易气血生化乏源，抗病能力低下，这使得他们更容易患上其他疾病，如感冒、咳嗽等常见病症，也导致他们的身高、体重等生长指标低于同龄儿童。在中医理论中，长期厌食甚至可能转化为“疳证”，即因营养不良而导致的消瘦与虚弱的状态，这对患儿的健康构成了威胁。

《灵枢经》有云：“脾气通于口，脾和则口能知五谷矣。”小儿厌食一病，其本在脾，其标在胃，脾胃失和则纳化无权。厌食之成，非独外感，尤以内伤为要。岭南之地，暑湿氤氲，《重修北流县志目录》言：“岭南地卑土薄，阳燠之气常泄，阴湿之气常胜。”湿性黏滞，易困脾阳，故岭南小儿厌食多发，正合《内经》“湿胜则濡泄，甚则水闭，胕肿濡泄”之机。现代研究亦表明，湿热环境可抑制胃肠蠕动酶的活性，与中医“湿阻中焦”理论不谋而合。

此外，《幼幼集成》强调：“小儿之病，伤食最多。”盖因小儿“脾常不足”之体，复加家长溺爱，恣意投喂，肥甘壅滞，反碍脾运。古人更直言：“若要小儿安，常带三分饥与寒。”此乃调和脾胃之要诀，惜今人多未悟其道。

二、病因病机

厌食的病因多样，主要有先天禀赋薄弱，后天调护失当和病后失调三大方面。

（一）先天禀赋薄弱

《内经》中记载人之始生“以母为基，以父为楯。”若父母体虚，胎元不足，则小儿脾胃素禀怯弱。先天禀赋不足之儿，常见肌肉松软、哭声低微、发稀色黄，此类患儿易因喂养稍有不慎即发为厌食，且病程迁延难愈。

（二）后天调护失当

饮食不节。恣食肥甘、生冷，或强迫喂养，小儿饮食无节，《景岳全书》云此“最易伤脾”。

情志失调。忧思惊恐，肝木横逆乘脾，气机壅滞，纳化失司，诚如古人所论：郁则伤肝，克脾则厌食。

湿热蕴结。《温病条辨》言：“小儿稚阳未充，稚阴未长”，故暑湿之邪最易直中太阴。岭南地域湿热氤氲，湿邪外袭与内湿相合，困遏中焦，气机壅塞，故患儿常见脘痞口腻、大便黏滞等湿热征象。广东省名老中医何炎燊教授指出：“湿为阴邪，其性重浊，阻遏气机，脾阳不振则厌食丛生。”此外，现代生活方式中空调冷饮滥用，易致寒湿内侵，与暑热交争，形成寒热错杂之证，亦为厌食难愈之因。

（三）病后失调

热病伤津，或滥施攻伐，致脾胃气阴两虚。

上焦肺卫不固则易感外邪，中焦脾运失健则纳呆腹胀，下焦肾气未充则生长发育迟缓。厌食虽以中焦为主，然三焦气化失司亦可互为因果。如肺失宣降，水液代谢失常，聚湿成痰，进一步困脾；肾阳不足，火不暖土，则脾阳不振，运化无权。

病机总纲：脾胃失和为本，湿热、肝郁、阴伤为标，虚实夹杂，升降失常。

三、辨证论治

（一）分型、证候结合医家的论述

分型和证候依据 2024 年的《儿童厌食中医临床诊疗指南（修订）》。

1. **脾失健运证**　食欲缺乏，厌恶进食甚或拒食，食量减少，多食则脘腹饱胀；面色少华，精神、形体尚可，嗳气呃逆，口淡乏味，小便可，大便不调；舌淡红、苔薄白或薄腻,脉尚有力,指纹淡红。

《小儿药证直诀》云:"脾主困,实则困睡,身热饮水,虚则吐泻生风。"脾失健运证属虚实夹杂,患儿虽纳呆腹胀,但脉尚有力,提示正气未衰,治当以运为主,慎用峻补。明代龚廷贤《寿世保元》载"和中散"治小儿食滞,以苍术、厚朴、陈皮理气燥湿,佐山楂、麦芽消食化积,与本证治法不谋而合。

2. **脾胃气虚证** 不思饮食,甚至厌恶进食,食量减少,口淡乏味;面色少华,唇色淡,少气懒言,肢倦乏力,形体偏瘦,肌肉松软,大便稀溏和/或大便夹不消化食物;舌质淡、苔薄白,脉缓无力,指纹淡红。

《脾胃论·饮食劳倦所伤始为热中论》曰:"脾胃气虚,则下流于肾,阴火得以乘其土位。"此证患儿气虚及阳,可兼见畏寒肢冷、腹痛绵绵,此时需在异功散基础上加炮姜、肉桂温中助运。若气虚日久累及肾阳,则可仿李东垣"升阳益胃汤"之意,佐以补骨脂、益智仁温肾暖土。

3. **脾胃阴虚证** 不思饮食,食量减少;口干多饮,唇红,皮肤干燥,烦躁少寐,手足心热,潮热盗汗,形体偏瘦,精神尚可,大便偏干,小便短黄;舌红少津、苔少或花剥,脉细数,指纹淡紫。

叶天士治胃阴虚喜用沙参、麦冬、石斛等甘凉濡润之品,佐以香橼、佛手疏理气机,防滋腻碍胃。此证若兼心火亢盛,可加竹叶、莲子心清心除烦;若阴损及气,则需仿张锡纯"资生汤"法,以山药、白术益气养阴。

4. **肝脾不和证** 食欲缺乏,甚至厌恶进食,食量减少;性情急躁,嗳气呃逆,胸胁痞满,夜寐欠安,好动多啼,咬齿磨牙,面色少华,形体偏瘦,大便不调;舌质淡、苔薄白,脉弦细,指纹紫滞。

《金匮要略·脏腑经络先后病脉证》云:"见肝之病,知肝传脾,当先实脾。"此证逍遥散加减中,可佐以钩藤、蝉蜕平肝息风,或合甘麦大枣汤缓急安神。若肝郁化火,口苦吞酸,则仿左金丸意,加黄连、吴茱萸辛开苦降。

5. **脾胃湿热证** 不思进食,甚至厌恶进食,食量减少;伴口渴不欲饮,口臭,时有恶心,甚则呕吐,口腻泛恶,胃脘胀满疼痛,面色萎黄,肢体困重,汗出黏滞,小便黄少,大便黏滞;舌红、苔黄腻,脉滑数,指纹紫滞。

《湿热经纬》云:"湿热之邪,从表伤者十之一二,由口鼻入者十之八九。"何炎燊教授的清暑运脾汤中,荷叶、佩兰芳化湿浊,薏苡仁、茯苓淡渗利湿,正合薛生白"湿热两分,其病自解"之旨。若湿热胶结难化,可加蚕沙、大豆黄卷宣透膜原；若热重于湿，则仿连朴饮法，佐黄连、栀子清热燥湿。

总之，在治疗上以运脾开胃为基本法则。宜以轻清之剂解脾胃之困，拨清灵脏气以恢复转运之机，使脾胃调和，脾运复健，则胃纳自开。广东省名老中医黎炳南教授主张“调肝以和胃，气顺则纳开”；广东省名老中医何炎燊教授提出“祛湿醒脾，斡旋中焦”之学术精髓，分型论治，兼顾地域气候特点；广东省名中医许尤佳教授注重“健脾贵在灵动，养阴需防滋腻”。

（二）治法方药

1. 脾失健运证

【**治法**】调和脾胃，运脾开胃。

【**方药**】不换金正气散加减。

苍术、藿香燥湿运脾，陈皮、砂仁理气助运，鸡内金、焦山楂开胃消食。

加减：舌苔白腻加半夏、佩兰燥湿助运；舌苔黄腻加薏苡仁、青蒿清化湿热；腹胀便干加枳实、厚朴理气通导；大便偏稀加山药、焦建曲健脾化食；乳食不化加麦芽、莱菔子。

2. 脾胃气虚证

【**治法**】健脾益气，佐以助运。

【**方药**】异功散加减。

人参、茯苓、白术、陈皮、甘草、藿香、木香、葛根等。

加减：便稀，加苍术、薏苡仁；便溏、面白肢冷，加炮姜、肉豆蔻；食物不化，加山楂、麦芽、谷芽、六神曲；汗多易感，加黄芪、防风。

3. 脾胃阴虚证

【**治法**】滋脾养胃，佐以助运。

【**方药**】养胃增液汤加减。

沙参、石斛、玉竹滋脾养胃，乌梅、白芍、甘草酸甘化阴。佐以香橼皮理气助运而不过于温燥，谷芽、麦芽和中开胃而不过于消削。

加减：脾气薄弱加山药、白扁豆补益气阴；口渴引饮加天花粉、芦根生津止渴；大便秘结加火麻仁、瓜蒌仁润肠通便；阴虚内热加牡丹皮、知母养阴清热；夜寐不宁加酸枣仁、莲子心宁心安神。

4. 肝脾不和证

【**治法**】疏肝健脾，理气助运。

【方药】逍遥散。

柴胡、当归、白芍、茯苓、白术、生姜、薄荷、甘草等。

加减：烦躁不宁，加连翘、钩藤；夜寐不宁，加莲子心、栀子；口苦泛酸，加黄连、吴茱萸；嗳气呃逆，加旋覆花、赭石。

四、医案解要

（一）黎炳南医案

李某，女，2岁8个月，1991年6月5日初诊。

【病史】患儿纳差半年，加重两个多月。患儿于1991年年初开始，饮食逐渐减少，来就诊前两个多月来每每拒食，其间曾经多处治疗，仍未见好转。

【刻下症】患儿除不思饭食和夜间出汗外，无其他阳性体征，体重10.5kg，身高90cm，身体较瘦，但精神尚可，舌淡、苔薄白，指纹淡紫。

【诊断】

西医诊断：厌食症。

中医诊断：厌食，脾胃虚弱，气阴不足证。

【治法】滋脾养胃，佐以助运。

【方药】厌食基本方加减。

党参、独脚金各10g，麦冬6g，五味子、炙甘草各5g，白术、白芍、鸡内金各8g，龙骨15g。4剂，复煎温服。

名家验方

厌食基本方（黎炳南方）

组成：党参、麦冬、龙骨各10g，五味子、鸡内金、白术各5g，陈皮3g，白芍8g，独脚金6g。（此为2~5岁小儿用量，余可酌情加减。）

加减：脾胃阴虚证，气虚不显，尤以胃阴不足者，去五味子、白术，加石斛、花粉各10g，乌梅4g，玉竹8g，以酸甘化阴、养胃生津。

黎老认为脾胃虚弱、气阴不足是小儿厌食症之本，专以消导、运脾、温中或清热等恐难以根治，因此黎老认为治疗应以健脾胃，益气阴为主，佐用消导运脾或平肝之品，固自拟厌食基本方调治。

【二诊】1991 年 6 月 9 日复诊，患儿服药后症状有所改善，但食量仍不大。遂改党参为吉林参 5g（人参补气效宏，但小儿不宜久用），加布渣叶 10g，枳壳 8g。7 剂。

【三诊】1991 年 6 月 16 日三诊，患儿饭量大为改观，每餐能进食一碗左右。嘱其家长正确调理饮食结构，尽量少给零食，在前方基础上去吉林参，加党参 12g，进行调理。

【随诊】4 个月后复查，患儿体重增加至 12kg，精神好，入托儿所后与同班儿童饭量无异，追访至 1992 年 2 月，未再现厌食现象。

【按】黎炳南教授在此案中表现了中医辨治小儿厌食的经典思维，其诊疗过程体现了“谨守病机，分期论治”的学术思想，展现了中医理论造诣与圆机活法的临床智慧。细究其理法方药，可从病机辨证、治法层次、方药配伍、动态调治等多维度深入剖析。

1. **病机辨析** 患儿病程较长，症见纳呆拒食、形体消瘦而精神尚可，指纹淡紫而舌淡苔薄，呈现典型的虚实夹杂之候。黎老以“脾胃虚弱为本，气阴不足为标”为核心病机，实则构建了三维病机体系：其一，先天禀赋与后天失调交结，小儿“脾常不足”的生理特性与喂养失当形成恶性循环；其二，气阴两伤互为因果，脾虚失运致生化乏源，阴液不足又碍气机升降；其三，本虚标实相互胶着，既有脾胃虚弱、气阴不足之本，又伴食积内停、营卫失和之标。此等辨析既紧扣“厌食”主症，又全面把握生长发育指标（体重、身高）、舌脉特征，更关注“精神尚可”这一重要鉴别点，排除了疳积重症之虞，充分体现儿科“望神色、察指纹、观发育”的诊察特色。

2. **治法层次** 黎老的治疗策略彰显“三阶段递进法”的诊疗智慧：初诊立足培本，重在重建中焦气化之机；二诊侧重治标，改党参为吉林参峻补元气，佐布渣叶、枳壳强化消导；三诊转向固本，复用党参，保持运脾之力。此般布局暗合《内经》“治病必求于本”“间者并行，甚者独行”的治疗原则：首诊时病势虽缓但病程较长，故取“并行”之法，健脾养胃与消积导滞并进；二诊见初效而未达预期，遂以“独行”之策，集中优势药力突破关键；三诊效显则回归“守方”之道，体现“大毒治病，十去其六”的适度原则。值得称道的是黎老对人参类药物的精准把控，初用党参平和补气，次易吉林参救急振颓，终复党参守成防弊，此等用药火候非深谙药性者不能为。

3. **方药配伍**　处方构建呈现“核心方 + 动态化裁”的特色：厌食基本方实为四君子汤、生脉散、芍药甘草汤的复合化裁。其中党参、白术、炙甘草乃四君子汤减茯苓，取其专补中州之意；麦冬、五味子配伍暗含生脉散滋阴复脉之妙；白芍配甘草既可酸甘化阴，又能柔肝缓急。更妙在佐入独脚金、鸡内金这一“消导对药”：独脚金清肝和胃，针对小儿“肝常有余”之体；鸡内金消食化积，直指食滞中焦之标。二诊加入布渣叶、枳壳，既增强消食导滞之力，又通过行气推动补药运化，正合“补药得消药则不滞，消药得补药则不峻”之意。而龙骨之用尤显匠心，既固表止汗治标，又质重潜阳防肝木乘脾，更含钙质促进生长发育，一石三鸟尽显药理新知与传统智慧的融合。

4. **动态调治**　黎老诊疗全程贯穿着“治未病”思想：初诊即嘱“正确调理饮食结构”，将治疗延伸至生活干预；三诊强调“少给零食”，防范复发诱因；愈后追访四月，践行“瘥后防复”原则。这种“药物 - 饮食 - 养护”三位一体的管理模式，既符合“调理脾胃，尤当慎药”的要求，又契合现代循证医学的全程管理理念。特别在阶段转换时机的把握上：在服药 4 剂后二诊改方，既给初诊方药发挥效用的时间，又避免贻误战机；三诊调整于 7 剂之后，契合小儿“脏腑清灵，随拨随应”的生理特点。此等火候拿捏，深得“治外感如将，治内伤如相”之要旨。

5. **理论溯源**　黎老组方思路实为对历代医家学术思想的创造性融合：取法“脾胃内伤，百病由生”之说而立补中州之本；承袭叶天士“胃喜润恶燥”之论而用生脉养阴；借鉴张锡纯“运化补消”之法而配鸡内金、布渣叶。更将《医学心悟》“八法互用”理论发挥得淋漓尽致：初诊补法中寓消法（独脚金）、敛法（龙骨）；二诊消法中佐补法（吉林参）；三诊和法中兼固法（党参增量）。此等圆机活法，非博采众长者不能达。而阶段调整策略更是对《素问》“大毒治病，十去其六……无毒治病，十去其九”的完美诠释，展现出入微的剂量把控艺术。

（二）刘石坚医案

黄某，女，12 岁，2011 年 8 月 10 日初诊。

【**病史**】患儿反复脘痞纳呆 3 个月。患者偏瘦，未月经初潮，近月来出现胃脘痞满，今夏季贪凉饮冷，胃脘痞满见加重，伴口苦黏腻，四肢困重，未曾就诊服药。

【**刻下症**】患儿毫无食欲，兼头重、渴不欲饮、胃脘胀满、大便黏滞不爽不成形、小便短赤、舌红苔黄腻、脉濡数。

【诊断】

西医诊断：厌食症。

中医诊断：厌食，脾胃湿热，三焦壅滞证。

【治法】清热化湿，运脾和中。

【方药】清暑运脾汤加减。

荷叶 8g，茵陈 8g，白扁豆 10g，茯苓 12g，佩兰 10g，生薏苡仁 12g，加西瓜翠衣 12g。五剂水煎服，日一剂。

名家验方

清暑运脾汤（何炎燊方）

组成：荷叶 6g，茵陈 6g，白扁豆 10g，茯苓 12g，佩兰 10g，生薏苡仁 10g。

加减：暑热甚者加西瓜翠衣 10g；便溏者加炒白术 6g。

刘石坚教授师承何炎燊教授，传承其中医观点，擅长调理脾胃。刘老结合岭南气候，认为厌食需要增加脾胃湿热证这一证型，并指出脾胃湿热证多因长夏溽暑，湿热交蒸；或饮食不节，过食肥甘，酿湿生热所致。刘老活用其老师何炎燊教授的名方，善用荷叶轻清宣透，仿叶天士“分消走泄”之法，湿去热孤则脾运自复，深谙岭南湿热病机，立方独具匠心。其用荷叶有三妙：一取轻清之性透发郁热，二用升清之功醒脾化湿，三借芳香之气宣畅气机。配伍中暗含三焦分消之妙：茵陈、佩兰宣上焦，茯苓、薏苡仁利下焦，白扁豆和中焦，使湿邪从表里上下分消，此方既避苦寒伤胃之弊，又无温燥助热之虞。

【二诊】一周后患儿复诊，头重减，大便成形，仍纳呆，原方加炒白术 10g，改荷叶为 6g，续服七剂。

【随诊】诸症悉平，舌苔薄白，以参苓白术散善后（疗程为两周），3 个月后随访未复发。

【按】刘老的该案乃岭南湿热困脾之典型医案，其秉承叶天士分消三焦之法，融汇其师何炎燊教授运脾化湿之要，实为湿热致痞治验之圭臬。

1. **病机探赜**　刘老认为本病患儿为湿热困遏中州，三焦气化失司。如

《素问·阴阳应象大论》言“中央生湿，湿生土”，然湿郁化热，反成困土之邪。患儿贪凉饮冷在前，长夏感邪在后，如《湿热经纬》所云“太阴内伤，湿饮停聚，客邪再至，内外相引，故病湿热。”其脘痞纳呆、渴不欲饮、舌红苔黄腻者，乃湿热蕴结中焦之明证；头重、四肢困重者，湿邪弥漫三焦之征象；大便黏滞、小便短赤者，湿热分趋下焦之兆。此证非独中焦受病，实乃三焦气化失职，如吴瑭《温病条辨》所言：“湿温陵诸温，病势虽缓而实重，上焦最少，病势不甚显张，中焦病最多。”

2. **治法精要** 刘老认为本病需要轻灵透达分消，避用苦寒壅遏。如《王氏潜斋医书》明训：“渗湿于热下，不与热相搏，势必孤矣。”方中荷叶为君，取其“体轻气清，能开发清阳之气”，暗合李东垣升阳益胃汤之思路。配伍之精，尤显三焦分消之旨：茵陈、佩兰芳香化浊，开上焦如启户牖；白扁豆甘淡和中，斡旋中州若转枢机；茯苓、薏苡仁淡渗利湿，导下焦似决渎。此正“分消上下之势，随证变法”之具体运用。加西瓜翠衣者，非但取其清暑，更寓“治暑之法，清心利小便最好”（《仁斋直指》）之深意。全方无一味苦寒直折之品，盖因热处湿中，湿蕴生热，湿热交混，不宜纯用寒凉，恐冰伏气机，反致痞结难解。

3. **地域特色** 岭南湿热氤氲，立方因地制宜。刘老增列脾胃湿热证型，实乃深谙岭南病机之变。《医学源流论》有云：“人禀天地之气以生，故其气体随地不同。”岭南长夏溽暑熏蒸，《南宁府志》早有“南方地卑而土薄，土薄故阳气常泄，地卑故阴气常盛”之论。故湿热为患，最易困遏脾阳，非中原燥土可比。至二诊，刘老活用原方加炒白术，既合“脾苦湿，急食苦以燥之”（《素问·藏气法时论》），又避温燥助热之弊，正显“守方易药”之巧思。其善后选用参苓白术散，亦暗合张介宾“善补脾胃者，当先补其虚，次理其滞”之旨，使中州健运而湿热无再生之机。

4. **现代阐微** 古方新证互参，药理佐证医理。今以科学视角观之，荷叶含荷叶碱，能促进胃肠蠕动，正应“脾宜升则健”（《中西医解释》）之论；茵陈中绿原酸可调节胆汁分泌，暗合“肝随脾升”之机；茯苓多糖调节肠道菌群，恰如“六腑以通为补”之治。然此等发现终不逾升降出入之枢要，诚如章虚谷所言：“理有一定而法无定，法有定而方无定，方有定而病则无一定也，执一定之方治不定之病其焉能合哉”。刘老之治，既承古训，又参新知，实为传统医学现代化之典范。

（三）许尤佳医案

陈某，男，5岁，2021年4月15日初诊。

【病史】患儿反复食欲缺乏三个月余。患儿自上一年底来外婆家定居，多有娇纵，嗜食零食，近3个月出现食量减少，每餐进食半碗左右，进食后易腹胀，偶有嗳气，大便时干时溏，曾自行间断服用益气健脾口服液未见改善。

【刻下症】患儿胃纳为既往正常时一半，夜寐欠佳，近日大便隔日一解、偏干，小便可，舌苔白浊，脉滑。

【诊断】

西医诊断：厌食症。

中医诊断：厌食，脾失健运证。

【治法】消积运脾，祛湿开胃。

【方药】新三星汤合醒脾化湿汤加减。

焦山楂5g，炒麦芽10g，炒莱菔子10g，佛手5g，砂仁（后下）3g，茯苓10g，乌梅5g，丁香3g。共5剂，水煎服，每日1剂，配合饮食控制（忌零食，应吃软、吃烂、少吃多餐）。

名家验方

1. 新三星汤（许尤佳方）

组成：焦山楂5g（消食、健胃、行气），炒麦芽10g（行气消食、运脾开胃），炒莱菔子10g（消食除胀、通利大便）。

许尤佳教授认为“脾健不在补，贵在运”，小儿“脾常不足”。因为孩子脾胃稚嫩，在调护方面，如果偏补容易形成阻滞，而攻伐太过又会损脾伤正。想要健脾，重点不是补脾，而是运脾。家长需要学会每天判断孩子的消化情况，随时观察孩子的口气、舌苔、大便、睡眠情况，如果发现一项或以上不正常，则提示孩子可能出现积食现象。一旦出现积食，孩子当天的饮食就要清淡，让孩子吃少、吃素、吃烂，配合喝3天新三星汤，给脾胃“解绑”。

2. 醒脾化湿汤（许尤佳方）

组成：佛手10g（疏肝理气、和胃止痛），砂仁3g（化湿行气、温胃止呕、温脾止泻），茯苓10g（利水渗湿、健脾和胃、宁心安神），乌梅5g（敛浮热、吸气归元），丁香5g（温中降逆、补肾助阳）。

许尤佳教授认为，如果孩子湿气重，则脾运更受阻，而脾虚的孩子容易湿气重，但是儿童的体质特点跟成人不同，很少出现长期的痰湿体质。孩子的湿气大多是因为积食累及脾胃，不能很好地运化水湿引起的。患儿在消除积食，服用新三星汤的基础上，如果湿气重，可以同时配合醒脾化湿汤治疗。

【二诊】患儿大便每日一次，不干，夜寐转安，胃纳仍不佳，舌苔白。

给予新三星汤调理：焦山楂 5g，炒麦芽 10g，炒莱菔子 10g，共 6 剂，水煎代茶，连服 3 剂，隔 4 天再连服 3 剂。

【随诊】患儿的食欲显著改善，二便调，嘱忌零食。随访半年体重增长 2kg。

【按】许尤佳教授在此案中深得儿科调治精髓，其“脾健贵运”之论既承岐黄古训，又融汇钱乙、万全等儿科大家的学术思想。《素问·五脏别论》云“六腑者，传化物而不藏”，小儿“阳常有余，阴常不足”的体质特性，决定了其脾胃调治当以通为补。许教授深谙此理，在“脾胃虚衰，四肢不举，诸邪遂生”的论述基础上，提出“脾健不在补，贵在运”的创新观点。此案患儿嗜食零食致中焦壅滞，正如《幼幼集成》所言：“盖小儿之病，伤食最多，故乳食停滞，中焦不化而成病。”许教授首诊以新三星汤消积导滞，实合张从正“陈莝去而肠胃洁，癥瘕尽而荣卫昌”的攻邪理论。

新三星汤之配伍深具巧思：焦山楂酸甘化阴，专消肉积，正如《本草纲目》载其“化饮食，消肉积”；炒麦芽得春生之气，善消米面之滞，《本草述钩元》谓其“开发胃气，宣五谷味”；妙用炒莱菔子通降腑气，既取《医宗必读》“莱菔子治痰，有推墙倒壁之功”，又合《温病条辨》“腑以通为补”之旨。三药相须，暗合“通阳不在温，而在利小便”（叶天士语）之变法，以通降为健运开先河。

醒脾化湿汤之组方尤见功力：佛手疏肝悦脾，取“土得木而达”（《素问》）之意；砂仁芳香醒脾，应《本草备要》“醒脾调胃要药”之训；茯苓淡渗利湿，合《世补斋医书》“伏苓一味，为治痰主药”之论；乌梅酸敛生津，既防渗利伤阴，又合“酸以收之”之法；丁香温中降逆，恰如古籍载其“治冷气腹痛”。此方融疏、化、渗、敛、温于一体，既避香燥伤阴之弊，又防甘腻碍胃之虞，深得“治小儿之法，贵在适中”的儿科用药精髓。

二诊转用新三星汤代茶之法，看似轻简，实则暗含“治上焦如羽，非轻不举”(《温病经纬》)的用药智慧。茶剂缓图,既续消积之功,又符小儿“脏腑柔弱,易虚易实”(《小儿药证直诀》)的体质特点。许教授在饮食调护中强调“吃少、吃素、吃烂”,与《景岳全书》“食饮有节,起居有常”的论述一脉相承。而“忌零食”之嘱,更是对《格致余论》“五味之过,疾病蜂起”理论的具体实践。

纵观全案,许教授将钱乙“脾胃虚衰,四肢不举”的病理观,发展为“运脾开胃”的治疗观;将万全“三有余四不足”的体质论,转化为“消中寓运”的临证法。其学术思想既秉承“六腑以通为用”的经旨,又创新发展了“调理脾胃者,医中之王道”的儿科治则。更可贵者,将“莱菔子能升能降”的药理认识,创造性地应用于小儿积滞治疗,形成独具岭南特色的儿科诊疗体系。此案用药看似平淡,然配伍精当,法度严谨,充分体现了许教授“以通为健,以运为补”的学术思想,为当代儿科脾胃病诊治提供了经典范例。

特色疗法

1. **敷脐疗法**　炒神曲、炒麦芽、焦山楂各 10g,炒莱菔子 6g,炒鸡内金 5g,共研末,加淀粉 1~3g,用开水调成糊状,临睡前敷患儿脐上,绷带固定,次晨取下,每日 1 次,5 次为 1 个疗程愈者,隔 1 周,再进行第 2 个疗程。适用于脾运失健证。

2. **中药香袋佩戴疗法**　苍术、肉桂、艾叶、佩兰、石菖蒲、藿香等量共研细末,装入香囊中,白天佩戴在胸前,夜里放在枕边。10 日换药 1 次。用于脾运失健证。

3. **药浴足疗法**　艾叶 10g,苍术 6g,陈皮 5g,茯苓 10g,煎汤沐足,每日 15 分钟,连续 7 日。适用于厌食脾失健运证。

4. **推拿疗法**　先补脾土、肾水,揉一窝风、外劳宫,推四横纹,逆运内八卦,清天河水,推腕阴阳,捏挤神阙,捏脊。每日 1 次,5 次为 1 个疗程,适用于厌食兼痰湿困脾。

5. **耳穴压豆**　找准穴位感应点:胃耳穴、脾耳穴、小肠耳穴、脾耳穴,用胶布剪成 1cm × 0.8cm 的小方块,将 1 粒王不留行籽放在胶布中心,然后贴在新选的耳穴上,每穴按压 200 余次,每日更换 1 次,两耳交替贴 7 次为 1 个疗程,适用于各型小儿厌食。

6. **针灸疗法**　刺四缝常规消毒后刺出血，10~14 日后重复 1 次。用于脾运失健证。艾灸足三里每日 1 次。用于脾胃气虚证。

7. **推拿疗法**　补脾土、清大肠、揉板门、掐揉四横纹、摩腹、揉中脘、按揉足三里、捏脊、揉擦肩井，每日 1 次，5 次为 1 个疗程，适用于厌食兼有食积。

补脾土、掐揉四横纹、揉板门、清肝经、补肾经、揉二人上马、运内劳宫、推三关、摩腹、揉脐、按揉足三里、捏脊、揉擦肩井，每日 1 次，5 次为 1 个疗程，适用于厌食属脾胃气虚证。

8. **五行音乐疗法**　宫调乐曲《十面埋伏》《春江花月夜》。餐前 30 分钟播放，每日 2 次，每次 20 分钟。

五、预防调护

若乳母慎七情、调饮食，则儿患自少矣。许教授提倡“三分治，七分养”，尤重饮食有节与情志调摄。

（一）饮食调护

1. **确保脾胃能运转**　厌食归根到底还是脾胃出了问题。要缓解不爱吃东西的症状，就要调理好脾胃。而如果脾胃因积食或生病，已经非常“虚弱”，此时不可以强喂、哄喂，可以先给小儿吃一些清淡好消化的食物（吃软、吃烂）或不吃，给脾胃一个“缓冲”的机会。在饭后还可以服用“新三星汤”，新三星汤中炒麦芽、山楂和莱菔子具有消食导滞的功效，避免脾胃因体内积滞带来二次受损，能帮助脾胃恢复运转之机。

2. **开胃选择酸甜食物**　在“确保脾胃能运转”之后，家长可以着手煮食疗方帮孩子开胃，适当吃点酸味不仅可以滋养肝脏，还能健脾开胃。可以适当给小儿吃一些番茄、柠檬、山楂等，做番茄炒蛋、山楂排骨汤等易消化的菜系，也可以做番茄豆腐羹，番茄配上生津润燥的豆腐，不仅酸甜开胃，还好消化。

3. **及时健脾助吸收**　除了日常饮食上需要调理之外，还要注意增强脾胃之气，在后续小儿出现消化好、无病痛、有食欲的时候，可以适当添加山药、茯苓、芡实、太子参、五指毛桃等健脾益气的食物，煮汤或粥，帮助小儿增强消化吸收的能力，可以选择新四神汤，其中有山药、芡实和白扁豆，三者搭配有着不错的健脾益气效果，其中的南杏仁能润肠通便，在健脾祛湿之余，不会引起大便干、便秘的问题。可将山药、茯苓、莲子等制成糕饼，既健脾又适口。另可配合“摩腹运脾法”：每日晨起掌心顺时针摩腹百次，以激发脾胃升清降浊之机。

（二）饮食禁忌

1. **零食** 避免过多食用零食，尤其是餐点之前，以免影响正餐的食欲。

2. **冷饮** 少喝冷饮，以免损伤脾胃阳气，加重厌食症状。

3. **暴饮暴食** 如果食欲有所改善，也要注意建立规律的饮食习惯，避免暴饮暴食，以免出现积食损伤脾胃功能。

（三）情志调摄

1. **家庭氛围营造** 需要注意小儿的情志，若其情志受损，导致肝失调达，气机不畅，同样会引起孩子不爱吃饭、厌食等问题，所以，除了在饮食方面做好调整以外，日常的情志顾护也很重要。家长宜避免餐时训斥。

2. **游戏疗法** 通过“做饭游戏”“蔬果认知”等互动，激发小儿进食兴趣。

（四）运动

鼓励小儿适度运动，如散步、游戏，有助于促进其肠胃蠕动，增进食欲。

（五）家庭监测

每日十秒观察法，检查小儿的口气、舌苔、大便、睡眠情况，发现异常及时调整饮食。

第十章 疳证

一、概　　述

疳证是一种由不当喂养习惯或多种疾病累积影响所引发的慢性消耗性疾病，其核心机制在于小儿脾胃功能受损，导致其气血津液耗伤，无法充分滋养脏腑、经脉、筋骨及肌肤组织。临床表现为患儿形体日渐消瘦，面色黯淡无华，毛发失去光泽且干枯易断，精神状态表现为萎靡不振或烦躁不安，饮食习惯异常，以及排便不规律或大便性状异常。

该病的发作不具有明显的季节性特征，临床实践中，5 岁以下儿童更为常见。由于疳证起病隐匿，病程冗长，会不同程度地阻碍儿童的生长发育进程，病情严重者甚至可能进展至阴阳失衡、生命垂危的危急状态，因此，中医认为，疳证是一种严重疾病，被列为我国古代儿科四大重要证候之一，属脾胃虚损、气血津液耗伤之慢性疾患。其名首见于《颅囟经》，后经钱乙《小儿药证直诀》系统阐发，谓“疳皆脾胃病，亡津液之所作也”。此证以形体羸瘦、毛发焦枯、精神萎顿或躁扰、饮食异常、便溏或秘结为特征。其病机根于脾胃，然五脏皆可受累，尤以肝、心为甚，故兼证丛生。

关于“疳”字的解读，自古以来存在两种主要观点：一是“疳者甘也”，强调其病因，即小儿过度食用肥甘厚味的食物，损伤脾胃，从而诱发疳证；二是“疳者干也”，则侧重于描述其病理机制及主要症状，意指气血津液枯竭，患儿形体极度消瘦。

历代医家对疳证的命名繁多，如按病因命名有热疳、冷疳、哺乳疳、食疳、蛔疳等；按病位定名有外疳、内疳、口疳、走马疳、脑疳、鼻疳等；按病证命名有疳泻、疳肿胀等；按病情命名有疳气、疳虚、干疳等。

二、病因病机

（一）病因

疳证的成因较复杂，临床上以饮食无度、喂养失当、营养失衡、疾病侵扰以及先天禀赋薄弱等因素最为常见。其核心病变部位主要集中于脾胃，但亦可能波及五脏。其病机关键在于脾胃功能受损，导致津液耗伤。

1. **喂养失当**　小儿“脾常不足”，对于乳食的摄取尚不能自我节制。若喂养方式不当，辅食添加不合理，乳食摄入过多或过少，均可对其脾胃造成损伤，进而引发疳证。其中，“过多”指的是乳食无度，过量摄入肥甘厚味、生冷坚硬之物，或滥用滋补食品，导致食积内停，日久成疳，正所谓“积为疳之母”。而“过少”则指母乳不足，代乳品质量低劣，未能适时添加辅食，或过早断乳，食物摄入的数量和质量均不能满足生长发育需求，长此以往，气液亏损，形体日渐消瘦，终成疳证。

若哺乳无度，或过早添辅食，或偏嗜甘肥，《内经》谓之“饮食自倍，肠胃乃伤”。反之，母乳匮乏，代乳粗劣，亦致疳证。

2. **疾病影响**　小儿若久病不愈，如频繁吐泻、反复外感，或罹患时行热病、肺痨、寄生虫病等，且未能得到妥善治疗或误用攻伐之剂，均可导致脾胃受损，津液耗伤，气血亏虚，肌肉消瘦，进而形成疳证。

久病吐泻、虫积、肺痨等，耗伤气血，如《小儿卫生总微论方》所云“脾胃虚弱……饮食不入，肌肤消瘦”。

3. **禀赋薄弱**　先天胎禀不足，或早产、多胎，或孕期母体久病、药物损伤胎元，均可导致元气虚惫，脾胃功能薄弱，纳化不健，水谷精微摄取不足，气血亏耗，脏腑肌肤失于濡养，形体羸瘦，从而形成疳证。

先天不足，或早产多胎，可导致胎元受损。

（二）病机

疳证的病机关键在于脾胃虚损、气液耗伤、气血生化无源以及脏腑肌肉失于濡养。因此，在治疗疳证时，应着重调理脾胃功能，恢复气血生化之源，以濡养全身各组织器官。

由于脾胃虚衰，生化之源枯竭，气血严重亏耗，诸脏失养，易于出现各种兼证。例如，脾病及肝，肝失所养，肝阴不足，不能上承于目，则可见视物不清、夜盲、目翳等症状，称为“眼疳”；脾病及心，心开窍于舌，心火上炎，则可见口舌生疮等症状，称为“口疳”；若脾阳虚弱，运化失职，气不化水，水湿泛滥，则可出现“疳肿胀”等症状。

三、辨证论治

历代医家对疳证的分类或有不同，今按2019年的《中医儿科临床诊疗指南·

疳证》，分为疳气、疳积、干疳三阶段，并注重兼证辨治，如眼疳、口疳、疳肿胀等。

（一）辨证要点

本病存在主证与兼证之分，在辨证时，主证应以八纲辨证为框架，重点在于辨明虚、实属性；而兼证则适宜采用脏腑辨证为纲领进行辨析。

（二）演变规律

疳气（初期）：脾胃失和，运化不健，虚实夹杂。

疳积（中期）：脾虚夹积，气机壅滞，郁热内生。

干疳（后期）：脾胃衰败，津枯液涸，阴阳俱虚。

（三）兼证机理

眼疳：肝阴不足，目失濡养。

口疳：心火上炎，灼伤口舌。

疳肿胀：脾阳虚衰，水湿泛溢。

（四）证治

1. 主证

（1）疳气

【症状】患者形体略显消瘦，或体重未见增长，面色萎黄无华，毛发稀疏，食欲缺乏，腹部胀满，精神状态欠佳，性情急躁易怒，大便时干时稀，舌质略淡，苔薄微腻，脉象细而有力，指纹色泽偏淡。

【治法】调和脾胃，益气助运。

【方药】资生健脾丸加减。

常用药：党参、白术、山药、茯苓、薏苡仁、广藿香、砂仁、白扁豆、麦芽、焦六神曲、焦山楂。

加减：食欲缺乏、腹胀、苔厚腻者，去党参、白术，加苍术、鸡内金、厚朴；性情急躁、夜卧不宁者，加钩藤、黄连；大便稀溏者，加炮姜、肉豆蔻；大便秘结者，加火麻仁、决明子。

（2）疳积

【症状】患者形体明显消瘦，面色萎黄无华或面白无华，腹部膨胀，甚则青筋显露，毛发稀疏结穗，精神烦躁不安，夜卧不宁，或有揉眉挖鼻、吮指磨牙、动作异常等表现，食欲缺乏或食欲亢进、易饥，或嗜食异物，舌质淡，苔白腻，脉象沉细而滑，指纹紫滞。

【治法】消积理脾，和中清热。

【方药】肥儿丸加减。

常用药：党参、白术、茯苓、焦六神曲、焦山楂、炒麦芽、鸡内金、大腹皮、胡黄连、炙甘草。

加减：腹胀明显者，加枳实、木香、厚朴；大便秘结者，加火麻仁、郁李仁；烦躁不安者，加栀子、莲子心；多饮善饥者，加石斛、天花粉；恶心呕吐者，加竹茹、姜半夏；胁下痞块者，加丹参、郁金；腹有虫积者，加苦楝皮、使君子、榧子。

（3）干疳

【症状】患者形体极度消瘦，皮肤干瘪起皱，大肉已脱，皮包骨头，貌似老人，毛发干枯，面色白，精神萎靡不振，懒言少动，啼哭无力，表情冷漠呆滞，夜寐不安稳，腹部凹陷如舟状，食欲缺乏甚至厌食，大便稀溏或便秘，舌质淡嫩，苔花剥或无苔，脉象沉细弱，指纹色淡隐伏。

【治法】补脾益气，养血活血。

【方药】八珍汤加减。

常用药：党参、黄芪、白术、茯苓、炙甘草、熟地黄、当归、白芍、川芎、陈皮、砂仁、焦六神曲。

加减：四肢欠温、大便稀溏者，去熟地黄、当归，加肉桂、炮姜；夜寐不安者，加五味子、首乌藤、酸枣仁；舌红口干者，加石斛、乌梅。若出现面色苍白、呼吸微弱、四肢厥冷、脉细欲绝等危象，应急施独参汤或参附龙牡救逆汤，并配合西医抢救。

2. **兼证**

（1）眼疳

【症状】患者两目干涩不适，畏光羞明，眼角赤烂，甚则黑睛混浊不清，白翳遮睛或有夜盲眼痒等症状，舌质红，苔薄白，脉象细。

【治法】养血柔肝，滋阴明目。

【方药】石斛夜光丸加减；夜盲者可选羊肝丸加减。

常用药：石斛、天冬、地黄、枸杞子、菊花、蒺藜、蝉蜕、木贼、青葙子、夏枯草、川芎、苍术。

（2）口疳

【症状】患者口舌生疮，甚则满口糜烂，气味秽臭难闻，面赤心烦意乱，夜卧不宁，五心烦热，进食时哭闹不安，小便短黄，或吐舌、弄舌等表现，舌尖红，苔薄黄，脉象细数。

【治法】清心泻火，滋阴生津。

【方药】泻心导赤散加减。

常用药：黄连、栀子、连翘、灯心草、淡竹叶、地黄、麦冬、玉竹等。可外用冰硼散或珠黄散涂搽患处辅助治疗。

（3）疳肿胀

【症状】患者足踝部浮肿，眼睑浮肿，甚则颜面及全身浮肿明显，面色无华，神疲乏力，四肢欠温，小便短少不利，舌质淡嫩，苔薄白，脉象沉迟无力。

【治法】健脾温阳，利水消肿。

【方药】主方：参苓白术散合真武汤加减。

常用药：黄芪、白术、炙甘草、茯苓、猪苓、泽泻、防己、桂枝等。若浮肿明显且以下肢为重、四肢欠温者，偏于肾阳虚者可选用真武汤加减治疗。

四、医案解要

（一）何炎燊医案

患者，男，7岁，2009年3月初诊。

【病史】患儿体重增长缓慢2年。其自幼喂养不当，喜食零食，常暴饮暴食，近2年体重增长缓慢，面黄肌瘦，毛发干枯。平素易烦躁哭闹，夜寐不宁，时有揉眉挖鼻、磨牙，食欲差，偶见异食癖（喜啃指甲），大便时干时溏，气味酸臭。家长诉其常感腹胀，午后手足心热，夜间盗汗明显。

【刻下症】患儿形体消瘦，面色萎黄无华，毛发稀疏枯槁，腹部膨隆，青筋隐现，口气酸腐，语声低弱，纳差，偏嗜甜食，小便短黄，大便溏滞不畅。舌质淡红，苔白厚腻，舌中剥落；脉沉细滑，指纹紫滞达气关。

【诊断】诊为疳证，脾虚夹积、郁热内生。

【治法】消积理脾，和中清热，佐以疏补佐运。

【方药】疏补佐运汤加减。

太子参10g，白术5g，山药10g，茯苓10g，陈皮3g，白扁豆花10g，甘草2g，山楂10g，薏苡仁10g，砂仁（后下）2g，麦芽10g，鸡内金5g，象牙丝3g，荷叶5g，黄连3g，槟榔5g。7剂，水煎服，每日1剂，分3次温服。

名家验方

疏补佐运汤(何炎燊方)

组成:党参10g,白术5g,山药10g,茯苓10g,陈皮3g,白扁豆10g,甘草2g,山楂10g,薏苡仁10g,砂仁(后下)2g,麦芽10g,鸡内金5g,象牙丝3g,荷叶5g。

何老认为,《证治针经》论及疳症之治法,虽寥寥两句"初用清热和中,分利,次则疏补",而活法尽在其中。保和丸及楂曲平胃散两方,即叶氏所提示清热和中分利之法。积滞去之过丰、即不可过于攻伐,当用消补并行之法,即叶氏所疏补佐运。疏者疏导积滞也,补者补益脾胃也,佐运者,佐脾胃运化之职能也。而明代缪希雍所制之"资生丸",符合"疏补佐运"之旨,故以此方为基础,进行加减使其更适用于儿童。其中党参、白术、茯苓、甘草、山药、白扁豆、薏苡仁皆补脾胃和平之品,山楂、麦芽、鸡内金皆疏导消滞之药,陈皮、砂仁芳香悦脾,以佐其健运。何老又加入象牙丝,既可安心神,又能磨脾积,荷叶又具升清醒胃,去油腻之功,此方药味虽多而不杂乱,为治小儿积及脾胃失调诸疾之通治方,适用范围甚广。脾胃为后天之本,生化之源,儿科医生须谨记斯语。

【二诊】患儿诸症稍缓,守前方,每周4剂,服用2周。

【三诊】患儿腹胀减轻,食欲稍增,夜寐转安,大便成形,舌苔转薄白。原方去槟榔、黄连,加芡实6g、莲子肉6g以健脾固本,每周4剂,续服2周。

【随诊】3个月余后,患儿体重增至19.5kg,面色渐润,纳眠正常。嘱家长煮粥调养,并坚持规律饮食、适度运动。

【按】本案为典型小儿疳证,其证治过程体现了何炎燊教授"疏补佐运"学术思想的精妙运用。疳证作为儿科四大证之一,其核心病机在于脾胃受损、气阴耗伤,临床多虚实夹杂之候。患者自幼喂养失宜,饮食不节,伤及后天之本,致使脾失健运,胃失和降,此乃病发之根本。《幼幼集成》所谓"疳之为病,皆虚所致",然虚中必夹积滞,此虚实夹杂之机,正为本案辨证关键。

细析患儿病机,当分三层次:首层为脾虚失运,生化乏源。患儿面黄肌瘦、毛发枯槁、语声低弱、脉沉细滑,皆示中州虚弱,气血不荣。然其腹胀膨隆、青筋隐现、苔厚腻、指纹紫滞，又显积滞内停之实；次层为积滞化热，气机壅遏。午后潮热、夜卧盗汗、小便短黄、口气酸腐，乃因积滞久郁，酿生湿热，正如《幼幼集成》所云“积为疳之母”；第三层为土虚木乘，心神不宁。揉眉挖鼻、夜寐不安、烦躁易哭，此系脾虚肝旺、心火内扰之兆。此三层次病机环环相扣，形成虚实寒热错杂之势。

何老立方之妙，在于深得叶氏“疏补佐运”之真髓。方中以太子参易党参，取其清补不滞之性，配白术、山药、茯苓、白扁豆、薏苡仁，暗合四君子汤与参苓白术散之意，培补中州而不碍气机。消导之品尤具匠心：山楂消肉积，麦芽化谷滞，鸡内金磨坚积，更以槟榔导滞下行，黄连清郁热，此四者相须为用，既除有形之积，又解无形之热。佐以砂仁、陈皮芳香醒脾，荷叶升清降浊，尤妙在象牙丝一味，取其质重沉降之性，既可安神定惊，又能磨消积滞，诚如《本草品汇精要》所言“象牙主诸铁及杂物入肉，刮取屑细研和水傅疮上，及杂物刺等立出”，此处活用其磨消之功。诸药配伍，消补比例拿捏精准，消积而不伤正，补虚而不碍邪。

治疗次第更显章法：初诊用黄连、槟榔，重在清导湿热积滞；待积滞渐去，二诊即守方减量，防攻伐太过；三诊见舌苔转薄，即去苦寒沉降之槟榔、黄连，加芡实、莲子固摄中焦，暗合“中病即止”之训。此等进退之法，既遵循“急则治标”之则，又恪守“衰其大半而止”之戒。后期以粥养调护，深得《素问·藏气法时论篇》“五谷为养”之旨，使药食相得益彰。

值得深究者有三：其一，何老对叶氏治疳理论的创新性发挥。叶氏虽有“疏补佐运”之论，然何老通过调整补益与消导药比例，将缪氏资生丸化裁为更宜小儿之剂，如以太子参易人参，防其壅补。其二，对小儿生理病理特点的精准把握。小儿“脾常不足”而易生积滞，“肝常有余”而多现烦躁，故方中既用荷叶、砂仁升发脾气，又佐象牙丝平肝宁神，实乃“治中兼调”之法。其三，对现代生活方式的适应性调整。针对患儿嗜食甜食、零食之弊，方中重用山楂、荷叶，既消食积又化油腻，体现“因时制宜”的诊疗思维。

纵观全案，何老谨守“脾健不在补贵在运”之则，将消、补、运三法熔于一炉。消积不唯攻下，而以化、磨、导为要；补虚不尚峻补，而以轻、平、和为宗；运脾不拘温燥，而以升、醒、疏为法。此等治法，既承叶氏心法，又融东垣、钱乙诸家之长，更契合现代小儿饮食失节、精神易扰之特点。后期以食疗收功，尤见中医“治未病”思想之贯彻，诚如《景岳全书》所言“善补阳者，必于阴中求阳，则阳得阴助而生化无穷”，此案调理脾胃，亦寓阴阳互济之妙。

然需警醒，疳证后期调摄尤重饮食有节。本案医嘱强调规律饮食、适度运动，实为固本之要。若见效即纵口腹之欲，恐有反复之虞。故医者临证，既要精于药石之功，更须晓喻家长养护之道，方能收全功。此案可为后世师范，示人以圆机活法。

（二）何世东医案

患者，男，8岁，2011年4月初诊。

【病史】患儿食欲缺乏1年余。小时长期过食甘脆肥浓及乳制品，近1年食欲缺乏，形体逐渐消瘦，面色萎黄，腹部稍膨胀，毛发稀疏，夜卧不宁。

【刻下症】患儿体重19kg（低于同龄标准），身高117cm，食欲缺乏，偶有揉眉挖鼻，大便干，小便稍黄，舌质淡，苔腻偏黄，脉象沉细而滑。

【诊断】诊为疳积，积滞中焦、热扰心神。

【治法】消积理脾，和中清热。

【方药】加味楂曲平胃散。

处方：苍术10g，厚朴5g，陈皮3g，炙甘草3g，山楂10g，神曲5g，胡黄连5g，麦芽15g，槟榔8g，莱菔子10g，制大黄3g，鸡内金5g。5剂，水煎服，每日1剂，分3次温服。

名家验方

加味楂曲平胃散（何炎燊方）

组成：苍术10g，厚朴5g，陈皮3g，炙甘草3g，山楂12g，神曲5g，胡黄连5g，麦芽15g，槟榔8g，莱菔子6g，制大黄5g，鸡内金5g。

加减：呕吐加竹茹10g，紫苏叶3g。小便黄短加薏苡仁、滑石各10g。

昔年全国名中医何炎燊教授根据儿科古籍所说“小儿脾常不足”以及叶天士谆谆告诫慎用消导之论，甚少用消导之法。今则不然，现小儿因父母溺爱，过食甘脆肥浓而致积滞生热者甚多，清代名医徐春甫也提出了类似的观点，故近年小儿积滞之病日多，其病机虽有“脾常不足”一面，然毕竟是虚中有实。《素问》云：“二虚一实者，偏治其实。”邪去则正自安，故近世儿科施消导之法日众。楂曲平胃散乃雷丰《时病论》治伤食泄泻之方，乃平胃散加山楂、神曲，并用鸡内金为药引，其所加三药皆是消谷食、肉食之良药，更加入麦芽以消乳积。现幼儿虽甚少用母乳哺养，然所食之各种乳制品则更易生积也。胡黄连善清疳热，槟榔、莱菔子、制大黄三者，破结气，荡实积，是方中之峻药，与佐脾运之平胃散配伍、亦不嫌其峻也，但得积滞一去，则诸恙自减，然后徐图治本。

【二诊】患儿食欲好转，揉眉挖鼻明显减少，大便顺畅，仍苔腻但不黄。守方每周 4 剂，服用 2 周。

【三诊】患儿腹胀减轻，食欲增，大便可，舌苔转薄白。原方去槟榔、制大黄，加莲子肉 6g 以健脾固本，每周 4 剂，续服 2 周。

【随诊】2 个月余后：患儿体重增至 22kg，面色渐润，纳眠正常。

【按】何世东教授此案治疗过程充分体现了中医“辨证求因，审因论治”的思维精髓，更折射出古今生活方式变迁对疾病谱系的影响，值得深入剖析。

传统儿科理论强调“小儿脾常不足”，叶天士等温病学家多主张慎用消导，恐伤稚阴。然观本案患儿，何世东教授认为其长期恣食肥甘厚味、乳制品，此乃《内经》“饮食自倍，肠胃乃伤”之明证。肥甘蕴结中焦，乳浊阻滞气机，致使脾运失司，升降乖戾。积滞既久，则气机壅塞化热，如《幼幼集成》所言“积为疳之母”。患儿夜卧不宁、揉眉挖鼻、便干溲黄，皆为积热内扰之象；而形体消瘦、面色萎黄、毛发稀疏，则示后天失养、气血生化乏源。此虚实夹杂之候，较之古医籍所载单纯脾虚疳证，更具时代特征。

加味楂曲平胃散堪称消导与健运相得益彰之典范。方中平胃散（苍术、厚朴、陈皮、甘草）为燥湿运脾之基，正如《太平惠民和剂局方》所载“治脾胃不和，不思饮食”。然此方之精妙，在于消补力度的精准把控：山楂、神曲、麦芽三仙相伍，消谷化积之力倍增，其中麦芽用量独重至 15g，正合“麦芽专消谷食”之论，其尤善化解乳品黏腻之积。更佐槟榔、莱菔子行气破滞，制大黄缓下通腑，此三味虽属“峻药”，然配伍平胃散之健运，正如舟楫载药，祛邪而不伤正。胡黄连清疳热，鸡内金消顽积，皆画龙点睛之笔。全方消中寓补，通中兼调，深得“疳积初起多实，法当消导”之旨。

初诊阶段，患儿腹部膨隆、苔黄腻、便干结，显系积滞壅盛。此时遵《内经》

"其下者，引而竭之"之法，保留槟榔、制大黄等攻下之品，务求速去有形之积。待二诊患儿积滞渐消、热象已退，仍守方巩固，此乃"祛邪务尽"之要义。至三诊患儿腹胀减、苔转薄白，即去峻猛之槟榔、大黄，加莲子肉培补脾阴，暗合《金匮要略》"见肝之病，知肝传脾，当先实脾"之训。此种治疗节奏，恰如张介宾所言"治积之要，在知攻补之宜，而攻补之宜，当于孰缓孰急中辨之"。

此方突破传统慎用消导之桎梏，实乃与时俱进之举。现代小儿饮食结构剧变，高蛋白、高热量食品过度摄入，已使"饮食所伤"跃居儿科病首因。《景岳全书》早有预见："饮食劳倦，即伤脾。"然今之积滞，非古之饥饱失宜可比，乃营养过剩之"富贵积"。本案的成功，印证了"异病同治"与"同病异治"的辨证统一：虽同属疳积，但因时代背景不同，治法亦当调整。

《备急千金要方》有云："夫为医者，当须先洞晓病源，知其所犯，以食治之，食疗不愈，然后命药。"本案患儿病起于父母溺爱，恣意喂食，此乃"爱之适足以害之"的典型。治疗过程中，必辅以饮食调摄：当遵《饮膳正要》"五谷为养，五果为助"之训，减少乳制品、油炸食品，增加谷类、蔬菜摄入。同时注意进食规律，正如《饮膳正要》所言"食欲数而少，不欲顿而多"。唯有药食同调，方能杜绝复发。

综观全案，何世东教授既恪守"六经辨证"之绳墨，又善通权达变；既重视脾胃为后天之本，又着眼现代社会致病新特点。其诊疗思路完美诠释了中医"整体观念"与"辨证论治"的精髓，为现代儿科临床提供了宝贵经验。更启示后学：读经典当与临床相参，用古法须与时俱进，如此方能传承创新。

（三）许尤佳医案

患儿，男，5岁，2021年4月15日初诊。

【病史】患儿体重增长缓慢半年余。平素挑食，喜食零食，家长溺爱常予糕点、冷饮。近1年体重未增，面色萎黄，毛发干枯易断，精神欠佳，烦躁易怒，夜寐不安，偶有磨牙，常诉腹胀，进食后加重，大便时干时溏。

【刻下症】患儿食欲缺乏，腹胀，近2周大便2~3日一行，先干后溏，气味酸腐，小便短黄。舌质淡红，苔白厚腻，舌中微剥；脉细滑。

【诊断】诊为疳证，属疳气。

【治法】消积导滞，健脾和胃，疏补兼施。

【方药】积滞一方。

7剂，水煎服，每日1剂，分次温服。

名家验方

积滞一方（许尤佳方）

组成：炒莱菔子10g，布渣叶10g，姜厚朴5g，冬瓜子10g，麸炒枳实5g，石菖蒲5g，木香5g，甘草3g，蚕沙5g，炒槟榔5g，乌梅5g。

积滞一方，为许尤佳教授针对小儿积滞病症所创制的经验方。该方以消积导滞、健脾和胃、疏补兼施为治疗原则，旨在解决小儿因饮食不节、脾胃功能受损所导致的积滞问题。此方通过炒莱菔子、布渣叶、姜厚朴等药物的配伍，实现了消积导滞的功效；通过加入冬瓜子、麸炒枳实等药物，增强了健脾和胃的作用；同时，石菖蒲、木香等药物的运用，有助于疏通气机，改善烦躁易怒、夜寐不安等症状；甘草则作为调和药性的重要角色，增强了方剂的整体疗效。乌梅的加入能生津止渴，改善患儿因积滞导致的津液不足。

【二诊】患儿腹胀减轻，大便日1行、质软成形，食欲稍增，夜寐转安。舌苔转薄白，脉细略滑。守方续服3周，每周服3天停4天，加山药粥（山药30g，粳米50g）每日1次健脾。

【三诊】患儿诸症好转，改予山药10g，白扁豆10g，芡实10g，南杏仁8g，7剂，每日1剂，加以巩固。

【随诊】2个月后，诸症皆除。

【按】许教授认为患儿体重增长缓慢已半年余，此为脾胃功能失常、气血生化不足的直观体现。追溯其生活习惯，平素挑食且喜食零食，家长溺爱常予糕点、冷饮，此乃致病关键因素。糕点多黏腻，冷饮性寒凉，小儿脾胃娇嫩，过食肥甘生冷，极易损伤脾胃。脾胃为后天之本，气血生化之源，脾胃受损则运化失司，水谷精微无法正常吸收运化，气血生化乏源，故而患儿体重不增，形瘦面黄、毛发干枯易断，此皆为气血不足之象。

许教授指出，积滞内停，腑气不通，是患儿诸多症状的重要病机。积滞阻滞中焦，气机壅滞，故腹胀明显，且进食后加重。脾胃运化失常，大肠传导失职，大便时干时溏、先干后溏、气味酸腐，此为食积化热之兆。积久化热，扰动心神，心神不宁则烦躁易怒、夜寐不安、偶有磨牙。小便短黄，亦是体内有热之征。舌质淡红，苔白厚腻，舌中微剥，脉细滑，均为脾胃虚弱、积滞内停、虚实夹杂之象。

针对此证，许教授采用消积导滞、健脾和胃、疏补兼施之法，自拟积滞一方。方中炒莱菔子、布渣叶、姜厚朴、炒槟榔等药，消食化积、行气导滞，可有效清除体内积滞，恢复脾胃气机通畅；冬瓜子、麸炒枳实健脾和胃，增强脾胃运化功能，为气血生化提供动力；石菖蒲、木香疏通气机，理气和胃，缓解烦躁易怒、夜寐不安等症状；甘草调和诸药，使方剂各药协同发挥作用；乌梅生津止渴，改善津液不足之症。

初诊给予7剂积滞一方，水煎服，以攻其积滞，调和脾胃。二诊时，患儿腹胀减轻，大便日1行、质软成形，食欲稍增，夜寐转安，舌苔转薄白，脉细略滑，此为积滞渐消、脾胃功能渐复之象。遂守方续服3周，每周服3天停4天，并加山药粥健脾，以巩固疗效，防止积滞复发。三诊时，诸症好转，改予健脾固本之方，以山药、白扁豆、芡实健脾益气，南杏仁润肠通便，进一步调理脾胃，恢复正气。

疳气证治疗需把握"消补平衡"，不可偏废。前期以消积导滞为主，兼顾健脾和胃；后期则着重健脾，慎防复发。治疗过程中，饮食调护与推拿亦不可或缺，可有效恢复脾胃运化功能。此医案为临床治疗小儿疳证提供了宝贵经验，值得深入学习与借鉴。

特色疗法

1. 体针疗法

（1）疳气体针疗法

取穴：四缝穴、中脘穴、下脘穴、足三里穴、商丘穴、脾俞穴、胃俞穴、天枢穴。

操作：四缝穴用三棱针点刺，挤出少量黄白色液体，具有清热消积的作用。其余穴位用毫针浅刺，采用平补平泻手法，以调和脾胃、益气助运。可通调腑气，促进消化。

（2）疳积体针疗法

取穴：巨阙穴、足三里穴、天枢穴、百虫窝穴、中脘穴、商丘穴。

操作：毫针刺入，采用泻法或先泻后补手法，以消积理脾、和中清热。诸穴合用，共奏消积理脾之效。

2. 推拿治疗

（1）基本推拿手法：补脾土、揉中脘、揉一窝风、按揉足三里、推六腑、揉鱼际、逆运内八卦、推三关、掐足三里、补肾水、揉脐。

（2）辨证加减

1）饮食伤脾：加清补脾经、清大肠、揉板门、分腹阴阳、揉中脘，以消食导滞、健脾和胃。

2）体虚脾弱：加补脾经、揉中脘、脾俞、胃俞，以补益脾胃、扶正固本。

3）兼证治疗：根据兼证的不同，重点提捏按压相应节段的俞穴，如眼疳加肝俞，口疳加心俞，疳肿胀加肾俞。

3. 捏脊疗法 从尾椎至大椎，沿督脉和膀胱经捏拿，每次3~5遍，以皮肤微红为度。可调整阴阳、通理经络、调和气血、恢复脏腑功能。

4. 推擦疗法 取生姜、葱各10g，水煎后，用示指蘸药液推擦患儿两手小指外侧，自上而下9次，每日1次，连续7日。可刺激小肠经，促进消化吸收，达到运脾消积的效果。

5. 敷足法 取白矾、陈醋各适量，调成糊状，敷于涌泉穴，固定后每日换药1次。可温补脾胃、引火归元。

6. 敷脐法 取芒硝、栀子各9g，杏仁10g，酒糟5g，葱头6g，白飞罗面15g，红枣30g，捣烂后敷于脐部，每日换药1次。可消积导滞、健脾和胃。

7. 沐足法 操作：取无花果叶（鲜干均可），加水煎煮后，倾入盆中，先熏足，待适温后泡洗双足，配合按摩涌泉穴。可温补脾胃、引火归元。

8. 耳穴压豆 每周2次，两耳交替贴穴，疗程为4周。可调节脾胃功能，促进消化吸收。

五、预防调护

（一）饮食调护

1. 控制饮食，避免积食 以清淡、易消化为主，减少高蛋白、高热量食物的摄入量，忌食生冷、煎炸、甜腻食物（如酸奶、冰激凌、零食等）。

2. 积食处理 每日坚持“10秒判消化”（观察小儿舌苔、睡眠、大便、口气），积食时及时采用“4招助消化”——吃软、吃少、吃素、喝三星汤。

3. 食疗推荐 健脾益气——山药粥、茯苓糕、五指毛桃瘦肉汤、太子参炖汤、黑豆黑芝麻粥；消积清热——白萝卜鲫鱼汤、桃苓汤（五指毛桃，土茯苓，芦根，瘦肉）、麦斛饮（石斛，麦冬，菊花）；滋阴润肠——番薯粥、紫薯燕麦粥，搭配南杏仁润肠通便。

4. **增强脾胃功能**　消化良好时，添加健脾食材，如芡实、白术、莲子、白扁豆等，可煮成新四神汤（山药，芡实，白扁豆，南杏仁），避免过度依赖消积药物（如鸡内金），积食缓解后需补脾，防止“只消不补”加重脾虚。

（二）生活调护

1. **日常观察与调理**　定期监测小儿的身高体重，若持续不达标或出现盗汗、睡眠不安等现象，及时就医。

2. **坚持小儿推拿**　健脾消积——补脾经、运板门、摩腹、揉足三里（各100~300 次），缓解盗汗——补肺经、补肾经、揉涌泉穴（各 50~100 次）。

3. **适度运动**　推荐游泳（恒温泳池），每次 30~60 分钟，出水后及时保暖，避免空腹或积食时游泳；多进行跳跃类运动（跳绳、摸高）促进骨骼发育，但需循序渐进，避免过度疲劳。

4. **睡眠与卫生**　保证充足睡眠，睡前 1 小时不进食，避免夜间盗汗加重，注意环境清洁，预防呼吸道感染（如腺样体肥大、鼻炎）。

（三）情志调护

舒缓情绪，减少压力：脾虚肝郁的孩子易烦躁，家长需耐心沟通，避免斥责，可通过户外活动（散步、放风筝）疏肝理气；避免过度安排学习或兴趣班，保证孩子有自由玩耍时间；培养规律作息；减少零食诱惑，营造轻松就餐环境，避免追喂、逼喂。

（四）注意事项

1. 忌盲目进补（如海马、三七等药材），以免引发性早熟或阴阳失衡。

2. 勿长期给小儿食用消积药物，损伤脾胃正气。

3. 疳证调护需饮食、运动、情志三管齐下，核心是“健脾为本，消积为辅”。家长需耐心观察，科学喂养，结合小儿推拿与食疗，逐步恢复脾胃功能，切忌急功近利。

第十一章　注意缺陷多动障碍

一、概　　述

注意缺陷多动障碍（attention deficit hyperactivity disorder，ADHD）是一种以持续性注意力涣散、多动躁动及冲动失控为核心特征的神经发育障碍性疾病，在中医理论体系中可归属于“脏躁”“健忘”“失聪”等范畴。现代流行病学研究表明，该疾病在全球学龄期儿童及青少年中的患病率为 6.39%，而我国最新调查数据显示，中国 6~16 岁儿童青少年 ADHD 患病率达 6.4%，按此推算全国约有 2 300 万患儿群体，其发病率呈现逐年上升趋势，已成为影响儿童身心健康的重大公共卫生问题。

从中医理论体系解析，ADHD 的发病机制与“先天禀赋不足，后天调养失宜”密切相关。《内经》指出“肾之合骨……髓者，骨之充……髓伤则脑髓销铄”，提示肾精亏虚可致髓海不充，脑神失养；“肝主疏泄”功能失调则易致气机紊乱，出现情志失和、多动难静之象。临床常见证型包括肾虚肝亢、心脾两虚、痰火扰心等基本病机，其中以肾阴不足、肝阳偏亢的本虚标实证最为多见。

现代研究显示，ADHD 患儿多存在前额叶皮层、基底神经节等脑区的发育迟滞及神经递质（如多巴胺、去甲肾上腺素）代谢异常。中医通过整体调理可显著改善临床症状，如滋肾平肝法能调节下丘脑 - 垂体 - 肾上腺轴功能，宁心安神法可提升 γ- 氨基丁酸水平，健脾化痰汤剂可改善肠道菌群 - 脑轴功能等。目前中西医结合治疗模式在临床上取得显著成效，配合耳穴压豆、头针疗法等特色外治法，可使总有效率提升至 85% 以上，充分体现“形神共调”的中医治疗优势。

ADHD 的防治需贯穿“生命全周期”，从孕前调理到学龄期干预形成闭环。中医“治未病”理念与现代脑科学深度融合，通过情志调摄、膳食管理、经络干预等多元手段，实现“肾精充盛 - 肝气调达 - 心神安宁”的动态平衡。

二、病因病机

1. **先天禀赋不足** 先天禀赋不足是导致ADHD发病的重要内在因素。中医理论认为，肾为先天之本，主藏精，生髓充脑。若父母体质欠佳，肾气不足，或母亲妊娠期多病，精神调养失宜，如孕期受到惊吓、情绪长期抑郁焦虑等，均可能致使胎儿先天不足，出现肝肾亏虚、精血不充的情况。这会进一步影响脑髓的滋养，使脑髓失养，元神失藏，从而导致小儿出生后出现注意力不集中、多动不安等症状。有研究表明，ADHD具有一定的遗传倾向，家族中有ADHD患者或其他精神类疾病患者的儿童时，ADHD的发病风险也相对较高，这也从侧面印证了先天禀赋不足在ADHD发病中的重要作用。

2. **后天养护失宜** 后天养护不当也是ADHD发病的关键因素。在饮食方面，过食辛辣、助热生火的食物，易扰动心肝，使心肝火旺，出现烦躁多动、注意力不集中等症状；过食肥甘厚味，则易酿生湿热痰浊，扰动心神，导致患儿神志不宁、多动不安。如今，儿童饮食结构往往不合理，过多摄入高糖、高脂肪、高盐的快餐食品，以及各种添加剂丰富的零食，均增加了ADHD的发病风险。

生活习惯方面，若小儿作息不规律，长期熬夜，会影响其脏腑功能的正常修复与调节，导致气血失调，进而影响心神。此外，家长过度溺爱或教育方式不当，如对孩子过度严厉、要求过高，使孩子长期处于紧张、压抑的状态，或对孩子过度放任，缺乏必要的行为规范引导，都可能导致孩子心理失和，情志不畅，出现多动、冲动等行为。

3. **情志因素影响** 小儿为稚阴稚阳之体，脏腑娇嫩，形气未充，情志稍有变化便易致脏腑气血失和，气机升降失常。现代社会竞争压力大，孩子面临着学业、社交等多方面的压力，若不能及时有效地进行心理疏导，长期处于焦虑、紧张、恐惧等不良情绪中，易影响心、肝、脾等脏腑的功能。心主神明，若心神被扰，则会出现注意力不集中、记忆力减退等症状；肝主疏泄，调畅情志，肝气郁结或肝阳上亢，可导致孩子情绪不稳定，多动易怒；脾为后天之本，气血生化之源，情志不畅还会影响脾胃的运化功能，导致气血生化不足，进一步加重病情。有研究指出，父母关系紧张、家庭氛围不和谐等因素，都可能使孩子产生不良情绪，从而增加ADHD的发病概率。

三、辨证论治

1. 肝肾阴虚

【症状】多动难静，急躁易怒，冲动任性，难以自控，神思涣散，注意力不集中，难以静坐，或有记忆力欠佳、学习成绩低下，或有遗尿、腰酸乏力，或有五心烦热、盗汗、大便秘结，舌质红，舌苔薄，脉细弦等现象。

【辨证要点】本证以急躁易怒，冲动任性，五心烦热，舌红，苔薄，脉细弦为特征。肾阴虚者，五心烦热，盗汗，腰酸乏力，记忆力差；肾精亏者，脑失聪明，学习困难；肝阳亢者，急躁易怒，冲动任性。

【治法】滋养肝肾，平肝潜阳。

【方药】杞菊地黄丸加减。

枸杞子、熟地黄、山茱萸滋补肝肾；山药、茯健脾养心；菊花、牡丹皮、泽泻清肝肾之虚火；龙齿、龟甲宁神定志。

夜寐不安者，加酸枣仁、五味子养心安神；盗汗者，加浮小麦、龙骨、煅牡蛎敛汗固涩；急躁易怒者，加知母、黄柏、石决明、钩藤养阴平肝；大便秘结者，加火麻仁、桑葚润肠通便。

2. 心脾两虚

【症状】神思涣散，注意力不能集中，神疲乏力，形体消瘦或虚胖，多动而不暴躁，言语冒失，做事有头无尾，睡眠不熟，记忆力差，伴自汗盗汗，偏食纳少，面色无华。舌质淡，苔薄白，脉虚弱无力。

【辨证要点】本证偏心气虚者，形体消瘦，睡眠不实，自汗盗汗；偏脾气虚者，形体虚胖，偏食纳少，面色无华，记忆力差。

【治法】养心安神，健脾益气。

【方药】归脾汤合甘草小麦大枣汤加减。

党参、黄芪、白术、大枣、炙甘草补脾益气；茯神、远志、酸枣仁、龙眼肉、当归、淮小麦养心安神；木香理气醒脾。

思想不集中者，加益智仁、龙骨养心宁神；睡眠不熟者，加五味子、首乌藤养血安神；记忆力差，动作笨拙，苔厚腻者，加半夏、陈皮、石菖蒲化痰开窍。

3. 痰火内扰

【症状】多动多语，烦躁不宁，冲动任性，难以制约，兴趣多变，注意力不集中，胸中烦热，懊侬不眠，纳少口苦，便秘尿赤，舌质红，苔黄腻，脉滑数。

【辨证要点】本证以多动多语、烦躁不宁、难于制约、胸中烦热、懊侬不眠、舌质红、苔黄腻、滑数为特征。

【治法】清热泻火，化痰宁心。

【方药】黄连温胆汤加减。

黄连清热泻火；陈皮、法半夏、胆南星燥化湿痰；竹茹清热泻火，化痰宁心。竹茹、瓜蒌清热化痰：枳实理气化痰；石菖蒲化痰开窍，茯苓、珍珠母宁心安神。

烦躁易怒者，加钩藤、龙胆草平肝泻火；大便秘结者，加大黄通腑泄热。

4. 脾虚肝旺

【症状】注意力涣散，多动多语，坐立不安，兴趣多变，烦躁不宁，急躁易怒，言语冒失，记忆力差，胸闷纳呆，睡眠不实，面色无华，便溏，舌淡红，苔薄白，脉弦细。

【辨证要点】本证偏肝旺证以多动多语，兴趣多变，急躁易怒，脉弦为主症；偏脾虚证以注意力涣散，记忆力差，纳呆，便溏，舌淡为主症。

【治法】健脾平肝，疏肝解郁。

【方药】逍遥散加减。

柴胡疏肝解肝，夏枯草清泻肝火，白芍滋阴柔肝；当归养血活血，茯苓、白术、甘草健脾益气，生姜温胃和中，薄荷疏肝而散郁热。

平烦躁易怒者，加石决明、钩藤、栀子。睡眠不安者，加琥珀、酸枣仁、珍珠母养心安神。

四、医案解要

（一）李宜瑞医案

叶某，男，9岁，2012年7月11日初诊。

【病史】患儿多动6年，伴注意力不集中，行为冲动。患儿自幼年起即整日乱爬，乱跳，不能静坐片刻，当时家属并未特别注意。入学后被发现在上课时注意力难以持久，东张西望，在座位上不停扭动，做小动作，影响课堂秩序，完成作业时拖拉，遇到比较复杂的题目容易放弃，学习成绩差，日常生活中丢三落四，爱发脾气，话多，好争吵，不遵守秩序，平素少寐多梦。家属带至多方就诊，诊断为儿童多动症，因拒服西药，故转求中医治疗。就诊时患儿在诊室东奔西跑，抢医生的笔、手电筒等办公用品，胃纳欠佳，二便尚调，汗多。舌红，苔薄白。

【刻下症】患儿多动，注意力不集中。

【辅助检查】脑电图、血常规、肝肾功能未见异常。

【诊断】

西医诊断：注意缺陷多动障碍。

中医诊断：儿童多动症，肾虚肝亢证。

【治法】滋肾平肝，宁神定志。

【方药】益智宁方加减。

共7剂，每日1剂，水煎服。

名家验方

益智宁方加减（李宜瑞方）

熟地黄15g，酒山茱萸10g，茯苓15g，醋龟甲（先煎）12g，龙骨（先煎）16g，牡蛎（先煎）15g，珍珠母（先煎）15g，制远志8g，石菖蒲10g，白芍10g，浮小麦20g，合欢皮10g。

本方以滋肾养阴、平肝潜阳、宁心安神为立方要旨，适用于肾阴亏虚、肝阳上亢型注意力缺陷多动障碍，症见多动难静、注意力涣散、烦躁易怒，伴见五心烦热、盗汗梦呓、舌红少苔等虚阳浮越之象。以下为方解。

君药熟地黄甘温入肾，填补真阴，滋肾水以涵肝木，《本草纲目》谓其“填骨髓，长肌肉，生精血，补五脏内伤不足”。酒山茱萸酸涩收敛，补益肝肾，固摄精气，与熟地黄共成“阴中求阳”之势，调节肾阴肾阳动态平衡。臣药醋龟甲咸寒入肾，滋阴潜阳，直折上亢之肝火，《本草衍义》称其“补心、补肾、补血，皆以养阴也”。白芍酸寒柔肝，养血敛阴，缓急止躁，与龟甲协同平抑肝阳，改善多动冲动。佐药龙骨、牡蛎、珍珠母，龙骨兼能收敛浮越之气，牡蛎化痰散结，珍珠母清肝明目，共调“神魂不安”之病机。茯苓淡渗健脾，宁心安神，截断“子盗母气”（心火亢盛累及脾土）之传变，兼防滋腻碍胃。制远志、石菖蒲为对药，可以化痰开窍，交通心肾，其中远志“益智慧……强志”（《神农本草经百种录》），石菖蒲“开心孔，利九窍”（《本草备要》），共促注意力集中。使药浮小麦甘凉入心，养心除烦，敛汗固表，调和营卫，改善患儿夜间盗汗、寐差症状。合欢皮解郁安神，疏肝和络，《食物本草》谓其“安五脏，和心志，令人欢乐无忧”，调节情志失调。该方体现的配伍特点一是滋水涵木，标本同治，其中熟地黄、山茱萸、龟甲滋补肾阴以治本，龙骨、牡蛎、白芍平肝潜阳以治标，契合“乙癸同源”理论。二是镇潜与通窍并用，重镇药安定神志，远志、石菖蒲开窍醒神，一收一散，恢复“脑为元神之府”的正常机能。三是心肾相交，形神共调：浮小麦、合欢皮调养心神，茯苓健脾助运，兼顾“先天肾精不足”与“后天脾胃失养”双重病机。

【二诊】家长和老师反映，小儿脾气好转，近期小动作减少，在家长督促下能完成作业。纳可，大便烂。舌尖红，苔薄黄，脉弦数。药中病机，但患儿大便烂，前方去白芍，加山药 10g。再予 7 剂。

【随诊】其后仍以益智宁方加减治疗，半年后患儿多动症状基本消除，上课注意力集中较前好转。

【按】从证候层面剖析，该医案中的患儿当属肾虚肝亢之证。肾为先天之本，肾阴亏虚则水不涵木，致使肝阳偏亢。肝主疏泄，肝阳上亢则易引发情绪急躁、多动不安；而心主神明，心神失养则注意力难以集中。故而，医者凭借精湛的医术，精准辨证，确立了滋肾平肝、宁神定志的治疗原则，并选用益智宁方进行加减化裁。

从方药组成看，熟地黄为君药，味甘，性微温，归肝、肾经，擅长滋阴补血、益精填髓，能够深入肾经，补充肾阴之不足，为从根本上扭转肾虚局面奠定坚实基础。酒山茱萸味酸、涩，性微温，归肝、肾经，与熟地黄携手并肩，共同发挥补益肝肾的强大功效，二者共为君药，直击肾阴亏虚这一核心病机，源源不断地为机体补充阴液，涵养肝肾之阴。醋龟甲咸、甘，微寒，归肝、肾、心经，它既能滋阴潜阳，又可益肾健骨，在滋阴的同时有抑制肝阳上亢之势。龙骨甘、涩，平，归心、肝、肾经，以其镇惊安神、平肝潜阳之能，可有效平复因肝阳扰动而致的心神不宁。牡蛎咸，微寒，归肝、胆、肾经，重镇安神、潜阳补阴，如同坚固的堡垒，稳固体内浮越的阳气。珍珠母咸，寒，归肝、心经，平肝潜阳、清肝明目，能使上亢之肝阳得以平复，肝火得以清泻。此四味药协同君药，从平肝潜阳的角度出发，针对肝阳偏亢这一病机环节，增强整体方剂的治疗效力，辅助君药改善患儿多动、情绪急躁等症状，石菖蒲辛、苦，温，归心、胃经，具有开窍豁痰、醒神益智、化湿开胃的功效，能够使蒙蔽的心窍得以畅通，提升患儿的专注力。制远志苦、辛，温，归心、肾、肺经，安神益智、交通心肾、祛痰、消肿，它能够在心肾之间架起沟通的桥梁，让心肾相交，从而使心神得安。白芍苦、酸，微寒，归肝、脾经，可养血调经、敛阴止汗、柔肝止痛、平抑肝阳，一方面可收敛阴液，缓解夜间多汗症状，另一方面能柔肝缓急，平抑上亢的肝阳。合欢皮甘，平，归心、肝、肺经，解郁安神、活血消肿，能舒缓患儿紧张焦虑的情绪，使其心神得以安宁。浮小麦甘，凉，归心经，除虚热、止汗，针对患儿夜间多汗这一兼证，进一步加强敛汗作用。药从多个维度协助君臣药，增强治疗效果，消除诸如注意力不集中、多汗等兼证；佐制药则平衡方剂中药物的偏性，使整个方剂的药性更为平和、协调。

此病例在临床治疗儿童多动症中是一个常见证型，李宜瑞教授通过抓住肾虚肝亢、心神不宁这一病机关键，合理运用方剂配伍原则，通过滋养肾阴，使患儿肾水充足以涵养肝木；平抑肝阳，让肝之疏泄功能恢复正常；宁心安神，使心神得以安稳，继而改善患儿的症状。患儿症状改善，但未完全消退，说明目前此病还需长期治疗。

（二）何世东医案

彭某，男，7岁，2023年12月初诊。

【病史】患儿不自主多动乱语数月。老师反馈患儿书写潦草，上课注意力不集中，小动作多，作业磨蹭，成绩差；不自主秽语，脾气暴躁，与同学容易摩擦，纳眠可，嗜食肥甘厚味，大便每日1~2次，臭，舌尖边红苔腻，脉弦。

【刻下症】患儿多动，注意力不集中，秽语，脾气暴躁。

【辅助检查】外院行脑电图检查未见异常。

【诊断】

西医诊断：注意缺陷多动障碍。

中医诊断：儿童多动症，阴虚风动证。

【治法】滋阴潜阳、柔肝息风。

【方药】平动膏加减。

夏枯草20g，薏苡仁20g，茯苓20g，酒女贞子10g，白芍15g，牡蛎30g，地黄15g，醋龟甲15g，泽泻10g，甘草片5g，甘草泡地龙5g，牡丹皮10g，小麦

30g，山药片 15g。共 7 剂，每日 1 剂，水煎服。

【二诊】患儿多动动作较前好转，近日咳嗽，早上有痰，纳可，大便 2 日一行，眠可，多梦，流涕，咽红，舌瘦淡红，苔白黄腻，脉沉弦细。治疗有效，考虑合并风热感冒，原方去地黄，加连翘 5g，半夏 5g。再 7 剂。

【随诊】随后半年坚持以平动膏为主方加减，调以膏方服用，患儿多动秽语症状基本消失，注意力好转，学习成绩改善。

【按】患儿数月来多动乱语，学业成绩欠佳，但其饮食与睡眠尚可，大便每日 1~2 次，初诊时舌尖边红、舌苔腻，脉象弦。复诊时多动症状有所缓解，却伴有近日咳嗽、晨起有痰，大便两日一行，睡眠尚可但多梦，流涕、咽红，舌瘦淡红，苔白黄腻，脉沉弦细等现象。本案诊断明确，中医诊断为小儿多动症，证属阴虚风动；西医诊断为注意缺陷多动障碍。何世东主任经辨证，针对阴虚风动这一病机提出以平动膏加减进行治疗，方中夏枯草辛能散结，苦寒能泄热，清肝泻火，针对患儿肝阳偏亢之证，可有效平息内风，为君药。酒女贞子味甘、苦，性凉，归肝、肾经，滋补肝肾之阴；白芍苦、酸，微寒，归肝、脾经，养血敛阴、柔肝止痛、平抑肝阳；地黄甘，寒，归心、肝、肾经，清热凉血、养阴生津；醋龟甲咸、甘，微寒，归肝、肾、心经，滋阴潜阳、益肾健骨；牡蛎咸，微寒，归肝、胆、肾经，重镇安神、潜阳补阴。此五味药协同，从滋阴潜阳、柔肝息风等多方面辅助君药，增强滋阴之力，抑制肝阳上亢，从而平息内风，共为臣药。薏苡仁利水渗湿、健脾散结；茯苓可归心、肺、脾、肾经，利水渗湿、健脾、宁心；泽泻归肾、膀胱经，利水渗湿、泄热，以上三味药材可防滋阴药物滋腻碍脾，又能助脾运化；牡丹皮清热凉血、活血化瘀，助夏枯草清肝火；甘草片甘，平，调和诸药，使全方协同有序；甘草泡地龙咸，寒，归肝、脾、膀胱经，清热定惊、通络，针对多动症状；小麦甘，凉，归心经，除虚热、止汗，改善患儿可能存在的虚热烦躁；山药片补脾养胃、生津益肺、补肾涩精，培补后天之本以滋先天。这些药物共同作为佐药，佐助与佐制协同，消除兼证，平衡药物偏性，使全方既能滋阴息风以治其本，又能兼顾清热、利湿、健脾等，且药性平和。

（三）任国珍医案

患儿，女，6 岁，2024 年 12 月 10 日初诊。

【病史】患儿注意力不集中 2 年。2 年前老师反映患儿注意力不集中，不自主小动作较多，经常遗失文具，未能自己收拾课桌。曾在当地儿童医院完善相关检查，并口服药物治疗，无明显疗效。就诊时神清，注意力不集中，小动作不多，脾气急躁，任性，纳少，寐欠安，入睡困难，二便调，舌淡红，苔薄白，脉滑。

【刻下症】患儿精神涣散注意力不集中，脾气暴躁，任性。

【辅助检查】外韦氏检查智力正常。注意力 1.78，多动 / 冲动 1.67，总分 1.72。

【诊断】

西医诊断：注意力缺陷多动障碍。

中医诊断：儿童多动症，肾精亏虚、水不涵木证。

【治法】益肾填精，清心宁神。

【方药】益智宁神汤加减。

紫河车 10g，熟地黄 10g，石菖蒲 10g，远志 10g，泽泻 10g，黄连 5g，麻黄 5g，酸枣仁 10g，煅磁石（先煎）10g，生龙骨（先煎）10g，生牡蛎（先煎）10g。共 7 剂，每日 1 剂，水煎服。

【二诊】2024 年 12 月 17 日复诊，患儿多动症状有所缓解，课堂静坐时间延长至 15 分钟，夜寐转安，盗汗减轻，仍偶有烦躁，大便偏干。舌红转淡，苔薄黄，脉弦细略数。原方去麻黄，加柏子仁 10g，黄连减至 3g，煅磁石增至 12g。再予 7 剂，每日 1 剂，水煎服。

【三诊】2024 年 12 月 23 日复诊，患儿注意力持续 10 分钟以上，冲动行为减少约一半，夜寐安稳，手足心热消退，纳食增，二便调。淡红，苔薄白，脉细缓。原方去黄连、泽泻，加山药 10g、枸杞子 10g，煅磁石减至 8g，生龙骨、牡蛎各减至 8g。再予 7 剂，每日 1 剂，水煎服。

【随诊】患儿间断服药，家属代述，老师反馈课堂注意力可持续 15 分钟以上，与同学摩擦减少，遇事冲动缓解。

【按】患儿为学龄前儿童，追溯病史约两年，两年前老师便察觉到其注意力难以集中，小动作频繁，且丢三落四的情况相较于同龄儿童尤为突出。虽经外院治疗，却未见明显成效。就诊当下，患儿神志清晰，但注意力依旧涣散，虽小动作有所减少，可脾气急躁、任性的问题较为显著。同时，存在食欲欠佳，睡眠不安，入睡困难等情况，二便正常，舌象表现为舌淡红、苔薄白，脉象滑。经检查，患儿智力处于正常范围，目前患有注意力缺陷多动障碍。该案诊断明确，四诊合参，从中医证候分析，证属肾精亏虚、水不涵木。以益肾填精、清心宁神的治疗原则，选用益智宁神汤进行加减。方中紫河车甘、咸，温，归肺、肝、肾经，大补气血，温肾补精，为君药，补肾精。熟地黄甘，微温，归肝、肾经，滋阴补血、益精填髓，与紫河车协同，增强补肾填精之力，辅助君药发挥作用，故为臣药。石菖蒲、远志为对药，具有开窍豁痰、醒神益智的功效，改善患儿注意力不集中的问题，远志交通心肾，协助石菖蒲宁心安神，使心神得安；泽泻甘，寒，归肾、膀胱经，可利水渗湿，防止滋补药物过于滋腻，起到佐制作用；黄连苦寒，归心、脾、胃、肝、胆、大肠经，清热燥湿、泻火解毒，尤善清心火，针对患儿因心肝火旺导致的脾气急躁、睡眠不安等症状发挥作用；麻黄辛、微苦，温，归肺、膀胱经，在此方中取其通阳醒神之效，可振奋阳气，辅助改善精神状态；酸枣仁甘、酸，平，归肝、胆、心经，养心补肝、宁心安神，能有效缓解患儿入睡困难的问题。煅磁石咸，寒，归肝、心、肾经，平肝潜阳、聪耳明目、镇惊安神，生龙骨甘、涩，平，归心、肝、肾经，镇惊安神、平肝潜阳，生牡蛎咸，微寒，归肝、胆、肾经，重镇安神、潜阳补阴，此三味药均先煎，以增强其重镇安神、平肝潜阳的功效，针对患儿多动、烦躁等症状，协同其他药物，共同起到佐助与佐制的作用，使全方既能滋补肾精，又能清热泻火、宁心安神，且药性平和。

特色疗法

耳穴压豆　通过对神门耳穴、交感耳穴、脾耳穴、肾耳穴、心耳穴等耳部穴位行压豆治疗，保持3~5天为1疗程，休息2天后换对侧耳再行压豆治疗。

五、预防调护

1. 孕妇应保持心情愉快，精神安宁，营养均衡，禁烟酒，慎用药物，避免早产、难产及新生儿窒息。中医角度，孕妇需遵循“恬淡虚无，真气从之”的养生原则。《千金要方》强调“妊娠三月……操弓矢……弄珠玑”，通过琴棋书画等雅事调畅情志，避免七情过激扰动胎元。现代研究证实，母体长期焦虑可使皮质醇透过胎盘屏障，影响胎儿前额叶发育。

2. 按时接种疫苗，防止发生意外。防止小儿脑外伤、中毒及中枢神经系统感染。

3. 保证小儿生活的规律性，培养其良好的生活习惯。保证小儿营养，补充蛋白质、水果及新鲜蔬菜，避免食用有兴奋性和刺激性的饮料和食物。如鱼类富含优质蛋白质和不饱和脂肪酸，特别是DHA（二十二碳六烯酸）和EPA（二十碳五烯酸），对大脑的发育和功能有重要作用，可适当多吃一些鲫鱼、鲈鱼、鳕鱼等。蛋类含有丰富的蛋白质、卵磷脂等，有助于提高记忆力，可每天给小儿吃1~2个鸡蛋。牛奶富含钙、蛋白质等营养成分，对小儿的生长发育至关重要，应保证其每天适量饮用。

4. 注意早期发现小儿的异常表现，及早进行疏导及治疗，防止其做出有攻击性、有破坏性及有危险性的行为。

5. 关心体谅小儿，对其行为及学习给予耐心的帮助，要循序渐进，不责骂、不体罚。稍有进步，应给予患儿更多的关心和鼓励。及时发现小儿的优点和进步，给予肯定和表扬，增强其自信心。同时，要帮助小儿建立良好的生活习惯和行为规范，培养他们的自我管理能力。

6. 家庭 - 学校协同干预，形神共调，家校同频。在家庭教育方面，可注重家庭行为训练（分为时间管理和情绪疏导）。在学校教育方面，可安排合适的座位，减少小儿的环境干扰。

7. 社会支持体系，多方联动，全程管理。建设社区预防网络，建立ADHD中医体质档案，定期开展相关亲子工作坊、情绪管理课程、感统训练及宣教活动。

第十二章　小儿湿疹

一、概　　述

小儿湿疹是儿童常见的过敏性皮肤病，中医古籍称“奶癣”“湿疮”“浸淫疮”“四弯风”等。本病多发于1个月至3岁小儿，亦可见于年长儿童，以头面、四肢屈侧为主，症见红斑、丘疹、渗液、瘙痒，易反复发作。《诸病源候总论》云：“小儿五脏有热，熏发皮肤，外为风湿所折，湿热相抟身体，其疮初出甚小，后有脓汁，浸淫渐大，故谓之浸淫疮也。”

现代医学中，本病属特应性皮炎范畴。中医认为本病与其禀赋不耐、饮食失节、外感风湿热邪及脾胃失调密切相关，治疗以祛风除湿、调理脾胃为要。

二、病因病机

小儿湿疹病因复杂，总不离“风、湿、热、虚、瘀”五端，病位在脾、肺、肝三脏。岭南地区气候湿热，加之饮食肥甘厚腻，易致湿热内蕴，发为小儿湿疮。

（一）先天禀赋不足，胎毒内蕴

《小儿卫生总微论方》强调体质因素：“因胎毒攻发，身生疮者，名曰蓐疮。”陈自明《妇人大全良方》记载妊娠期饮食调摄与胎毒关系。《外科正宗》云：“奶癣，因儿在胎中，母食五辛，父餐炙煿，遗热与儿。”中医认为，孕母过食辛辣肥甘，湿热内蕴，遗毒胎儿，或父母精血不足致胎儿禀赋不足，胎火内伏，伏于肺脾，出生后外感风湿热邪，内外合邪，浸淫肌肤是小儿湿疹发病的内在基础。

（二）外感风、湿、热邪

风为百病之长，与湿热相合，客于肌肤腠理，发为红斑，瘙痒无度；湿性黏滞，缠绵难愈，故皮疹多渗液、反复；热邪灼伤津液，则皮肤干燥脱屑。且风邪善行数变，故湿疮常反复发作。外邪与内湿相搏，形成“湿、热、风”交织的核心病机。

（三）脾虚湿蕴

小儿“脾常不足”，若后天喂养失宜，过食生冷（如冰饮、瓜果）、滋腻（如奶制品）类食物，或暴饮暴食，皆可困遏脾阳，致运化失司，湿浊内生，复感外湿，则蕴结肌肤。《医宗金鉴》亦云“由脾胃湿热，外受风邪相搏而成”。而岭南地区多湿热，患儿更易因内在脾虚湿困而外感风湿热邪，出现湿疹。

（四）血虚风燥

若湿浊久蕴，湿疮迁延不愈，气血生化无权，肌肤失于濡润，阴血耗伤，化燥生风，血燥风动，症见皮肤干燥脱屑、苔藓样变。

三、辨证论治

（一）辨证要点

小儿湿疹的辨证需遵循“五辨结合”，包括辨部位，辨病程，辨皮损，辨兼症，辨舌脉。

1. **辨部位**　头面多风热，耳周属肝胆，四肢弯折主脾胃。

2. **辨病程**　急性期病程短，皮损以红斑、丘疹、水疱、渗液为主，多伴灼热感；亚急性期病程迁延，皮损色淡红，渗液减少，鳞屑结痂；慢性期，病程长，皮肤干燥、增厚，如苔藓，色素沉着。

3. **辨皮损**　湿热证皮损鲜红湿润，渗液黏稠；脾虚证皮损暗淡肥厚，痂屑黏着；血虚证皮损干燥皲裂，纹理粗糙。

4. **辨兼症**　湿热证多伴烦躁哭闹、小便短赤；脾虚证常见纳呆腹胀、大便溏薄；血虚证多有心烦少寐、爪甲不荣。

5. **辨舌脉**　湿热证，舌红苔黄腻，指纹紫滞，脉滑数；脾虚证，舌淡苔白腻，指纹淡紫，脉濡缓；血虚证，舌淡少津，指纹淡红细涩，脉细弱。

（二）治疗原则

本病以“清热利湿”为标，“健脾养血”为本。

1. 分期论治，标本兼顾

（1）急性期：湿热浸淫，以红斑、渗液为主，治宜清热利湿，佐以疏风。

（2）亚急性期：脾虚湿蕴，以鳞屑、浸润为主，治宜健脾化湿，以断病源。

（3）慢性期：血虚风燥，以苔藓化、干燥为主，治宜养血润燥，以固本。

2. **内外合治，协同增效**　内服汤药调理脏腑，外用熏洗、溻渍，外涂洗剂、膏剂等直达病所。

3. **顾护脾胃，慎用苦寒**　小儿脾常不足，不可过用清热药，中病即止，且清热苦寒药中需适当配伍健脾和胃之品，防苦寒伤中。

4. **分期用药，轻重有别**　急性期用药宜轻清透邪，慢性期需用血肉有情之品润养。

（三）分证论治

1. 湿热蕴肤证

【症状】皮肤潮红，边界不清，密集丘疹、水疱簇集，渗液黄黏，瘙痒剧烈，搔抓后糜烂蔓延，患儿常烦躁哭闹，夜卧不安，大便黏滞臭秽或秘结，小便短赤，舌红苔黄腻，指纹紫滞，达气关。

【治法】清热利湿，祛风止痒。

【方药】萆薢渗湿汤合消风散加减。

萆薢，生薏苡仁，赤茯苓，黄柏，丹皮，泽泻，通草，防风、蝉蜕，苦参、白鲜皮，苍术、当归、生地黄，生甘草。

【加减】热毒炽盛加大青叶、蒲公英；渗液多加车前草、滑石；夜啼加钩藤、灯心草；便秘腹痛加生大黄、枳实。

2. 脾虚湿蕴证

【症状】皮损淡红，表面覆有灰白色鳞屑及油腻痂皮，搔抓后有少量渗液，患儿面色萎黄，脘腹胀满，食欲缺乏，大便溏薄或完谷不化，日行2~3次，气味腥臭，肢体困重，体倦乏力，舌淡胖边有齿痕，苔白腻，指纹淡紫，隐现于风关。

【治法】健脾利湿，和胃止痒。

【方药】参苓白术散合四物消风散。

党参，白术，茯苓，山药、白扁豆、陈皮、薏苡仁，砂仁、苍术、厚朴、当归，蝉蜕，地肤子。

【加减】湿郁化热，加黄芩、茵陈；腹胀加木香、大腹皮；久泻不止：加煨葛根、石榴皮；瘙痒甚加蒺藜、白鲜皮、皂角刺。

3. 血虚风燥证

【症状】皮肤干燥皲裂，纹理增深，呈苔藓样变，表面覆有糠秕状鳞屑，色素沉着，斑片交错，抓痕血痂遍布，瘙痒入夜尤甚，患儿搔抓无度，形体消瘦，毛发枯黄，口干不欲饮，爪甲淡白无泽，舌淡少津，脉细涩，指纹淡红、细弱。

【治法】养血润燥，祛风止痒。

【方药】当归饮子合四物消风饮加减。

当归，熟地黄、生地黄，白芍，川芎，制首乌，防风，白蒺藜，生牡蛎，玉竹，鸡血藤。

【加减】阴虚火旺，加知母、龟板、麦冬、沙参；血瘀络阻，加丹参、红花、桃仁；肌肤甲错，加阿胶；失眠惊悸，加酸枣仁、珍珠母。

四、医案解要

（一）黎炳南医案

程某，男，14岁，1999年7月31日初诊。

【病史】患儿因“腹股沟反复出现湿疹2年、加重1个月”就诊。患者于1997年8月腹股沟开始出现红疹，开始仅为数个，瘙痒，自行外用复方醋酸地塞米松乳膏等后，瘙痒感暂时缓解，但皮疹不退，数小时后瘙痒复作。之后皮疹逐渐增多，遍布腹股沟，瘙痒剧烈，局部潮湿。曾在各大医院求治，诊为“顽固性湿疹”，予复方醋酸地塞米松乳膏、糠酸莫米松乳膏等含糖皮质激素的药膏外用，配合清热解毒利湿类中药内服并外用，症状稍微缓解。但停药后症状反复如初，症状每于秋冬时缓解，夏季天气炎热时加重，夜间尤甚，甚则行走时亦瘙痒难忍，以手挠抓导致局部破损，曾以酒精等刺激性药物外涂，症状亦不得缓解，严重影响睡眠，痛苦莫名。曾予清热解毒祛湿止痒之中药口服，配合舒乐宁洗剂涂擦患处，症状无明显改善，遂转诊于黎炳南教授。

【刻下症】患儿腹股沟处簇集细小红疹，皮肤潮湿，部分因常抓挠而有破损，瘙痒剧烈，伴精神疲倦，胃纳欠佳，大便溏烂等症，面色泛黄而不红，口干而不欲多饮，舌红，边有齿痕，苔白腻，脉滑略数。

【诊断】

西医诊断：顽固性湿疹。

中医诊断：湿疮，湿邪蕴肤证。

【治法】温阳化湿。

【方药】艾灸配合舒乐宁洗剂外涂。

予舒乐宁洗剂（黄柏、徐长卿、地肤子、苦参等的中药煎剂）外涂，另以艾条点燃后，悬空熏灸患部，热感以患者能忍受为度，每次15~20分钟，直至外涂药物处干燥为宜。

【随诊】患儿当晚瘙痒明显减轻，可安睡，治疗 1 周后，局部皮肤由潮红转暗晦、干燥，皮疹明显减少，瘙痒感消失。再如法调治 10 天后，患儿皮疹、痒感消失而告愈。随访近 3 年，未再复发。

【按】患儿发病于南方夏季，湿热交蒸之时。腹股沟属阴位，湿性趋下，湿邪易聚于此，郁而化热，初起红疹瘙痒确为湿热蕴肤之象。但本患儿面色泛黄而不红，口干而不欲多饮，舌虽红但苔白厚腻而非黄腻，边有齿印，均示湿浊困阻，脾运失健，虽有热而热不甚也；且现病在下部，局部无明显红肿灼热，而潮湿较甚者，均提示湿多热少。患儿病于夏季，且每于夏季加重，夜间尤甚，秋冬时缓解，前医大多以为夏季炎热，秋冬寒冷，是热邪为重；而黎老认为因长夏湿邪当令，夜间属阴，二阴相得，亦提示湿邪与阳气的消长密切相关。前医多执着"湿热"表象，以清热解毒、祛湿止痒为法，药用寒凉，虽能暂缓热象，但久用苦寒、寒凉之药，未顾护脾胃，虽能祛外湿，但更伤中焦阳气，"湿愈祛而阳愈损"，致脾阳愈虚，湿邪内生不止，寒性凝滞，反使湿邪胶结难解，病根难除，患儿病程长达 2 年，反复发作难愈，更可知其病在湿而不在热，"湿为阴邪，非温不化"，因此，本病证虽为湿热致病，然于湿热二邪之中，以湿邪为主，故当以治湿为主。黎老指出"湿为阴邪，非温不化"，治疗湿邪当以温阳化湿为主，通补兼施、内外合治，《金匮要略》亦提出"病痰饮者，当以温药和之"。黎老继承了该观点，弃用前医苦寒之品，以扶阳为本，以温促化，祛湿为标，清化并举，给邪出路。由于本病病位局限，故仅用外治即可，不必内服。予舒乐宁洗剂外涂，方中徐长卿祛风通络，地肤子利湿止痒，与黄柏、苦参相配，清热祛湿。另予艾灸悬空灸于患处，既可起到温经通阳化湿的作用，又能使局部腠理开泄，促进外用药物渗透吸收，形成"苦辛通降"之势，使湿、热二邪分消而去。黎老强调"通即是补"，艾灸通络，艾火之热力透达肌肤，既能温煦脾肾之阳以复运化，又能宣通卫阳以透邪外出；温阳化湿的同时振奋脾胃之气，患者纳差、便溏自愈，体现"治外必本诸内"的整体观。

黎炳南教授于此案彰显了中医大家"见微知著""以简驭繁"的诊疗智慧。本例患者病情反复发作 2 年，经前医用中、西药治疗而罔效。黎老仔细诊察病情，从大处着笔，把握总体病机属湿热致病，同时又不泥于"湿热属阳热证，治宜清热利湿"的主流辨治，通过详辨患者的症状、体征、病位，结合发病过程、治疗经过及结果，以及病情与气候的关系等情况，指出“湿为主邪”的关键病机；接着，进一步提出“治湿者，当用温药化之”的治疗关键。治疗时没有使用庞杂的药物，而仅在外搽中药的基础上加用艾灸，活用外治法，将艾灸的温通之力与药物的清利之功有机结合，形成“1+1>2”的协同效应，同时，艾灸一法，仿效自然界“旭日之蒸化”作用，令局部保持干燥，亦是病愈之关键。本案体现了中医“治病求本”“因势利导”的核心思想。湿疮虽以湿热为标，然久病必涉阳气亏损。前医囿于“湿热”表象，忽视脾阳不振之根本，故疗效不显。黎炳南教授以温阳化湿为法，借艾灸振奋阳气、外用药清解湿热，标本兼治，终使三年沉疴得愈。此案警示后世医者：临证需详辨寒热虚实，尤须关注“湿邪与阳气”的消长关系，切不可见“热”即清，见“湿”即利，方不致犯虚虚实实之戒。

（二）许尤佳医案

叶某，男，7岁，2021年5月20日初诊。

【病史】患儿因“反复皮疹3年，再发1周”就诊。湿疹反复发作3年余，具体表现为皮肤红色皮疹，以四肢伸侧及手指手背为主，伴瘙痒，夜间瘙痒明显，抓后皮肤破损，有少许渗液，反复搔抓后部分皮肤角质增厚，色暗红，呈苔藓样。曾在外院就诊，口服抗组胺类药物，外涂糖皮质激素药膏后可缓解，但症状易反复。近来1周皮疹及瘙痒再次出现，症状同前，遂来求诊于许尤佳教授，要求中医中药治疗。

【刻下症】患儿精神可，无发热，四肢伸侧及手指手背见鲜红色皮疹，有少许渗液，部分皮肤角质增厚呈苔藓样改变，少许脱屑，可见抓痕及褐色结痂，面色少华，纳呆，夜寐不宁，小便正常，大便偏干，舌质淡，苔白，脉细。家属诉患儿平素纳食欠佳，挑食偏食，夜间睡眠不安稳，常有翻动或惊醒的情况，睡眠质量不佳，时有口气。

【诊断】

西医诊断：特异性皮炎。

中医诊断：小儿湿疮，脾虚湿阻证。

【治法】健脾祛湿，祛风止痒，温阳解毒。

【方药】平胃散加减。

泡苍术8g，陈皮2g，厚朴5g，侧柏叶15g，炒莱菔子10g，地肤子10g，土茯苓 10g，防风 5g，皂角刺 5g，石菖蒲 5g，甘草 3g。处方 5 剂，水煎服，每日 1 剂，分次餐后温服。外治法采用中药熏洗、中药涂擦、中药湿敷法。

【二诊】2021 年 5 月 27 日复诊。患儿皮疹较前减少约 30%，皮疹呈暗红色，瘙痒感减轻大半，有少许脱屑，纳食仍欠佳，睡眠较前改善，二便正常。舌淡红，苔白，脉细。中药予上方加减，白术 10g，陈皮 2g，泡苍术 8g，木香 5g，侧柏叶 15g，炒莱菔子 10g，地肤子 10g，土茯苓 10g，防风 5g，肉桂（焗服）2g，皂角刺 5g，石菖蒲 5g，甘草 3g。处方 7 剂，水煎服，每日 1 剂。外治法同上。

【三诊】2021 年 6 月 3 日复诊。患儿皮疹较前减少约 80%，呈暗红色，无明显瘙痒感，有少许脱屑，纳食改善，睡眠可，二便正常。舌淡红，苔薄白，脉细。中药予上方加减，五指毛桃 15g，白术 10g，陈皮 2g，木香 5g，侧柏叶 15g，炒莱菔子 10g，地肤子 10g，土茯苓 10g，肉桂（焗服）2g，皂角刺 5g，石菖蒲 5g，甘草 3g。处方 7 剂，水煎服，每日 1 剂。

【随诊】后患儿未再就诊，随访该患儿，家属诉继续自行予此方每周服用 5 剂，连续服用 1 个月后患儿皮疹消退，无反复，家属对疗效满意。3 个月后随访该患儿，湿疹无复发。

【按】该患儿湿疹反复发作，病程迁延三年，属中医“小儿湿疮”范畴，其病位在脾。其病机核心为脾虚湿阻，风邪外袭，兼夹郁热。其中湿邪为标，脾虚不运，水湿不化，蕴于中焦，湿邪内蕴，郁久化热，浸淫肌肤，发为红色丘疹、瘙痒；湿性趋下，故以四肢伸侧及手背为主；湿性黏滞，故皮疹反复难愈；瘙痒明显，乃是风邪与湿相搏，郁于肌表的表现，风邪走窜，故瘙痒剧烈。脾虚为本，患儿平素纳呆、挑食偏食，面色少华，舌淡苔白，脉细，均为脾虚失运之象。脾虚失运则气血生化不足，肌肤失养；湿为阴邪，易阻遏阳气，加之脾虚气弱，阳气不充，肌肤失于温煦，气血不畅，肌肤失荣而见抓后皮肤增厚，苔藓样变。治疗应以健脾祛湿为根本，辅以祛风止痒、温阳解毒。本案内外合治，标本兼顾。初诊时可见患儿患处有较多鲜红色皮疹和少许渗液，瘙痒明显，此时因急则治其标，以祛邪为主，侧重燥湿祛风，故予平胃散加减，以燥湿运脾、清热解毒、祛湿止痒。方中苍术健脾燥湿，化湿浊，厚朴、陈皮燥湿行气，炒莱菔子消食导滞，理气通便，共调中焦气机；土茯苓利湿清热，解毒止痒，清解郁热；地肤子祛风除湿，且止痒效果尤胜；防风祛风解表，透邪外出，兼能胜湿；侧柏叶清热凉血止痒，石菖蒲芳香化湿消滞，开窍宁神，亦可改善夜寐不安；皂角刺透络，散结化瘀，透达皮肤郁滞，助疹消退；甘草益气健脾，调和诸药。二诊患儿皮疹瘙痒减轻，但未完全消退，且纳呆明显，故宜攻补兼施，加强健脾温阳之效，助湿邪彻底化解。因而方中加白术健脾燥湿，与苍术同用，加强燥湿力度。其中苍术以燥湿为主，白术以健运脾胃为要；加木香芳香行气，增强运化之力；患儿皮肤因反复湿疹而可见增厚及苔藓样变，概因湿为阴邪，易阻遏阳气，加之其脾虚气弱，阳气不充，肌肤失于温煦，气血不畅，故肌肤失荣，而二诊时患儿湿热之邪已消解，故加肉桂温补脾肾阳气，助气化湿，此为治本之法。三诊时患儿皮疹及瘙痒大减，湿邪已去大半，转为以巩固脾胃、补气扶正为主，故减防风、苍术祛风燥湿之品，加五指毛桃取其补气健脾、祛湿不伤正之效，与白术共用，加强补气健脾、兼顾祛湿之效，体现“缓则治其本”的思想。保留土茯苓及地肤子清余邪，防邪复燃，且可使补而不滞。本案紧扣“脾虚湿阻”的核心，以健脾为纲，祛湿为要，配伍祛风、温阳、解毒之品，内外兼施，切中病机。前期祛湿止痒治标，中期健脾温阳化湿，后期补气固本防复，层次分明，紧扣病机演变。终使湿邪得化，气血调和，肌肤得养，皮疹消退。配合饮食调护以固本，杜绝复发，体现了中医“治病求本”的诊疗特色。

（三）何世东医案

徐某，女，5岁，2024年4月7日初诊。

【病史】患儿因“皮肤红疹1个月，伴瘙痒”就诊。患者1个月前无明显诱因出现皮肤红疹，初起于四肢，后逐渐蔓延至躯干，疹色鲜红，伴明显瘙痒，夜间加重。患儿纳一般，睡眠因瘙痒受影响，小便黄，大便稍烂。家长曾带小儿在外院就诊，诊其患“湿疹”，予口服氯雷他定片，外用糠酸莫米松乳膏，症状可缓解，但停药后易反复，遂来我院就诊。

【刻下症】患儿精神可，无发热，四肢及躯干见散在红色皮疹，部分融合成片，可见明显抓痕，少许渗液，纳一般，夜寐不宁，舌红，苔微黄腻，脉滑细数。家长诉患儿平素喜食冷饮、海鲜、牛肉，易口臭。

【诊断】

西医诊断：湿疹。

中医诊断：小儿湿疮，湿热蕴肤证。

【治法】清热凉血，祛风止痒，利湿解毒。

【方药】消风散加减。

蝉蜕 6g，白鲜皮 10g，生地黄 10g，牡丹皮 6g，紫草 6g，赤芍 6g，防风 6g，大青叶 10g，僵蚕 6g，徐长卿 6g，地肤子 10g，甘草 3g。处方 7 剂，水煎服，每日 1 剂。外治方面，采用中药湿敷和外涂小儿祛湿止痒软膏。

【二诊】2024 年 4 月 14 日复诊。患儿全身皮疹较前消退约 50%，呈暗红色，瘙痒减少约 60%，无渗液，纳食欠佳，睡眠较前改善，小便正常，大便溏。舌淡红，苔白腻，脉细数。中药予上方加减，茯苓 10g，白术 10g，太子参 10g，徐长卿 6g，赤芍 6g，蝉蜕 6g，防风 6g，甘草 3g，姜僵蚕 6g，当归 6g，山药 10g，全蝎 3g。处方 7 剂，水煎服，每日 1 剂。外治法同上。

【三诊】2024 年 4 月 22 日复诊。患儿全身未见明显皮疹，瘙痒减轻约 90%，无渗液，少许脱屑，纳食改善，睡眠可，二便正常。舌淡暗，苔白，脉细。中药予上方加减，赤芍 6g，蝉蜕 6g，钩藤 6g，白术 10g，茯苓 10g，全蝎 3g，防风 6g，徐长卿 6g，白鲜皮 10g，姜僵蚕 6g，牡丹皮 6g，山药 10g，生地黄 10g。水煎服，每日 1 剂。外治方面，停中药湿敷，继续予小儿祛湿止痒软膏外涂。

【随诊】后患儿未来再诊，1 个月后随访该患儿，湿疹无复发。

【按】该患儿以“皮肤红疹伴瘙痒”为主症，病程较短（1 个月），属中医“小儿湿疮”范畴，病机核心为湿热蕴肤，兼夹血热风动。患儿平素喜食冷饮、海鲜、牛肉，饮食不节，脾胃受损，运化失司，酿生湿热。湿性黏滞，热性炎上，湿热交蒸，蕴结肌肤，故见疹色鲜红、瘙痒渗液；湿热下注则小便黄、大便溏烂；舌红、苔黄腻、脉滑细数均为湿热内盛之象。而风邪与湿热相搏，壅滞肌表，故瘙痒剧烈，夜间阳入于阴，风动更甚，故夜间加重。湿热久郁，灼伤血分，血热外发肌肤，致皮疹鲜红、抓痕明显，舌红亦为血热之征。治疗应以清热凉血、祛风止痒为主，兼以利湿解毒、调和脾胃，分阶段施治，内外合参。湿热壅盛，急则治标，初诊应以祛邪为先，以消风散加减清热凉血、祛风止痒，配合外治湿敷及外涂药物清热祛湿，解毒敛疮。其中生地黄、牡丹皮、紫草、赤芍凉血散瘀，清解血分郁热；蝉蜕、防风、僵蚕疏风透邪；白鲜皮、地肤子、徐长卿祛风、利湿、止痒，兼清湿热；大青叶清热解毒，直折热毒；甘草调和诸药，兼缓急和中。而二诊患儿皮疹消退过半，湿热渐退后，脾虚显露，纳差、便溏、舌淡红，苔白腻，因此复诊应减祛邪之品兼顾健脾，故减凉血止紫草，清热解毒之大青叶，加茯苓、白术、山药、太子参健脾益气，当归养血活血，防苦寒伤中，寓“扶正以祛余邪”之意，另加全蝎搜风通络，增强止痒之力。三诊患儿皮疹消退，余热未清

（舌淡暗、脉细），故去二诊方中的太子参防滋腻，加钩藤平肝息风，牡丹皮、生地黄清余热养阴血。本案紧扣“湿热蕴肤”这一核心病机，初期以祛邪为主，迅速控制症状；中期攻补兼施，及时转调健脾化湿，防苦寒伤正；后期扶正固本，健脾养血兼清余邪；体现“急则治标，缓则治本”的原则。本案何老妙用虫药，予僵蚕、全蝎搜剔风邪，通络止痒，且全程注重健脾护胃，既防湿热再生，又助气血化源，肌肤得养。

特色疗法

1. 中药熏洗

（1）采用“小儿祛湿止痒方”，由地肤子、土茯苓、苦参、野菊花、百部等组成。通过煎煮取液进行局部熏洗，每日1~2次，每次20分钟。用于小儿湿疹急性期及亚急性期。

（2）准备肉桂5g，蛇床子15g，白鲜皮15g，苍术15g，苦参15g，侧柏叶15g，土茯苓15g，地肤子15g。将全部药材加水煎取药液，滤去药渣，待药液温凉后清洗患处。每天1剂，早晚各洗1次。

2. 中药湿敷　针对渗出明显皮损，予“小儿祛湿止痒方”，通过煎煮取液，采用低温（4℃）药液纱布湿敷。日均使用3~4次，每次20分钟为宜。

3. 中药涂擦　局部外用“小儿祛湿止痒膏”（组成中药同“小儿祛湿止痒方”，将中药用水煎煮并蒸馏浓缩后加入白矾，煅炉甘石粉碎成的细粉，制成外用软膏剂），取本品适量涂于患处，每日2~3次。15天为一疗程。

4. 小儿推拿

（1）寒湿型湿疹：补脾经200~300次，揉二马1分钟，顺、逆摩腹各1分钟，揉外劳宫1~2分钟，清胃经100~200次，平补平泻大肠经100~200次，清肺经100~200次。

（2）湿热型湿疹：清胃经50~100次，清肝经50~100次，平补平泻大肠经100次，揉板门1分钟，推下七节骨30~50次，清脾经200~300次，清肺经100~200次。

（3）寒热夹杂型湿疹：补脾经300次，清胃经200次，清大肠经100次，顺逆摩腹各1分钟。

5. **中药熏洗**　予“小儿祛湿止痒方”，通过煎煮取液熏洗患处，每日1次，每次20分钟，水温40℃左右。患处注意保湿，同时予“小儿祛湿止痒软膏”适量涂于患处，每日3次。

五、预防调护

（一）日常护理要点

1. 孩子居住的环境要保持清洁，湿度、温度要适宜，及时清理灰尘、螨虫。

2. 平时要给孩子穿松软、宽松的棉织内衣，避免毛衣、化纤织物直接接触皮肤。孩子尿布、衣物、被子、枕头应勤于清洗、更换。每天更换枕巾，并单独清洗。

3. 避免让孩子的皮肤接触到刺激性的物质，尤其不能接触到其湿疹部位，不要在患处随便涂擦护肤品。禁止用热水、碱性洗浴品清洗患处，洗浴次数不宜过多，每天一次或隔日一次即可。湿疹严重或渗出时不要洗澡，湿疹部位不要接触水，若湿疹结痂可用纯植物油（橄榄油）擦抹，软化痂皮。

4. 湿疹皮肤应避免风吹日晒，以免使湿疹症状更严重。

5. 保证孩子生活作息规律，保障孩子拥有充足的睡眠时间。

6. 修剪孩子的指甲，睡前给孩子戴上手套，以防其抓破伤口，引起皮损泛发。

7. 孩子瘙痒难耐、哭闹不安时，家长可用手拍抚孩子的背部，哼首小曲，以稳定孩子的情绪。还可陪孩子做一些其感兴趣的事来分散其注意力。

8. 在孩子湿疹期间不建议接种疫苗。在湿疹没有控制好的情况下，接种疫苗容易产生毒副作用，建议在专科医生的指导下接种疫苗。

（二）日常饮食调护

1. 饮食中注意远离过敏原，比如牛奶、鸡蛋、鱼、虾、蟹等食品。

2. 孩子若积食很容易诱发或加重湿疹，所以应调节饮食，每餐七分饱即可。

3. 母乳喂养的妈妈应避免吃容易引起过敏的食物，如若对蛋白质过敏，可单食蛋黄，弃蛋白。哺乳妈妈不要吃海味、腥味、辛辣、刺激性的食物，多吃植物油，但也没有必要完全忌口，重点是调理好孩子的消化功能。

4. 对于混合喂养或人工喂养的孩子，如出现蛋白质过敏现象，可根据孩子的情况更换不同程度的水解奶粉，但不应频繁更换奶粉，重点是调理好孩子的消化功能。

5. 添加辅食时，家长尽量避免给孩子使用含有较多食物添加剂的辅食，最好是自己在家用新鲜的食材给孩子做辅食。

6. 孩子的饮食宜清淡，清淡少盐的食物可以减少湿疹的渗出液，同时适当多吃一些富含维生素 A 和 B 的食物，对增强孩子体质、加快皮肤愈合有帮助。

7. 对于干性湿疹患儿，家长应让其多喝水，以弥补外界环境干燥所造成的水分流失现象，并加速体内毒素排出。除了给孩子多喝水外，还可让孩子适当食用水果。一方面，水果富含水分，能保证水分的摄取；另一方面，水果富含维生素，也能滋润皮肤。

（三）推荐食疗方

1. **白扁豆薏苡仁粥**　准备炒白扁豆 15g，炒薏苡仁 8g，土茯苓 15g，大米 50g。将全部材料放入锅中加水，用文火煮粥。熟后加少许淀粉和糖，拌匀后再煮片刻。可起到清热利湿、健脾和中的功效。

2. **茵陈陈皮茶**　准备茵陈 10g，陈皮 2g。将两者放入锅中加水煎煮后去渣饮用。还可以加入少许冰糖。可起到清热利湿、理气健脾的功效。

3. **二豆粳米粥**　绿豆 15g，白扁豆 15g，粳米 30g。将绿豆、白扁豆放入锅中，加水，小火熬煮；煮至绿豆开花脱皮时，再入粳米共煮粥即可分次服用。全方具有清热利湿、和胃消暑的功效。适用于皮肤容易出疹瘙痒的孩子。3 岁以上小儿辨证服用。

4. **佛手石菖蒲乌鸡汤**　佛手 8g、石菖蒲 5g、乌鸡肉 100g。所有材料洗净，乌鸡肉去皮、斩块；加水慢煲，煲至乌鸡肉熟烂；分次服用，每次 30~50ml，每天 1 次。全方能疏肝理气、化湿和胃、滋补肝肾，具有养胃固本之效。适用于虚证顽固性湿疹。3 岁以上小儿辨证服用。

（四）顾护情志

小儿“肝常有余”而“脾常不足”，情绪过度激动可影响肝气的疏泄，肝气郁滞影响脾胃的运化功能，而生湿阻，湿热蕴结肌肤发为湿疹，若长期情绪紧张可化火生风，加重皮肤瘙痒和红斑渗出的程度。因此对于湿疹的孩子来说，激动、紧张、愤怒等情绪容易诱发或加重症状，故平时应该呵护好孩子的情志，让患有湿疹的孩子保持良好的情绪，避免情绪过度激动。

（五）适当运动

适当运动具有增加身体新陈代谢、改善神经末梢血液循环、提高身体耐受力、增强心肺功能等诸多优点，还能使人心情变好。此外，规律的、持续性的运动还能对内脏产生按摩作用，有助于维持正常的内脏生理功能。因此，适当的运动锻炼有助于增强孩子的体质，提高孩子的免疫力，免疫功能得到提高后，湿疹症状往往能减轻，或减少其发作频率。

第十三章 小儿遗尿

一、概 述

遗尿，古称“遗溺”，指5岁以上小儿在睡眠中反复发生无意识排尿行为，每周至少2次，持续3个月以上。《素问》首提“膀胱不约为遗溺”，奠定了中医对此病的认识基础。《诸病源候总论》进一步阐发：“遗尿者，此由膀胱虚冷，不能约于水故也。”此症虽非急症，然迁延日久可损小儿心志，致自卑怯懦，故历代医家皆重视其防治。

西医称此病为儿童单症状性夜遗尿，认为其核心机制为夜间多尿、膀胱容量不足及觉醒障碍。据统计，全球儿童及青少年夜间遗尿症的合并患病率为7.2%，中国5岁儿童遗尿症患病率为15.2%，5~18岁儿童的总体发生率为7.88%。现代研究提示，抗利尿激素昼夜分泌失衡、膀胱逼尿肌过度活跃及遗传因素（如父母一方有遗尿史，子代患病风险增加），为主要病理基础。

中医则从整体观出发，强调“肾司二便”“脾主运化”“肺通调水道”的协同作用。然其本在脾肾，标在膀胱，与心、肝、肺皆相关，形成“本虚标实”的复杂病机。

汉代张仲景于《伤寒论》中提出“小便不利”与“小便数”的辨证纲领，为遗尿的虚实分治奠定基础，并于《金匮要略》创“甘草干姜汤”温肺化饮以治遗尿；隋唐时期，《诸病源候总论》专设“遗尿候”，系统论述其病机为“膀胱虚冷”，并首次提出“夜尿”概念。宋元时期，钱乙在《小儿药证直诀》中指出“五脏六腑，成而未全……全而未壮”，强调小儿“肾常虚”的生理特点，使用地黄丸滋阴补肾以治本；朱丹溪则从“相火妄动”立论，主张滋阴降火。明清医家承前启后，提出“心肾不交”等新论，使辨证体系日趋完善。近现代，随着中西医汇通，王伯岳提出“从脑论治遗尿”，结合现代神经调控理论，开创补肾醒脑新法，进一步拓展了治疗思路；而广东省名中医许尤佳教授则提出“脾肾两虚、下元虚寒”为核心病机，主张“升气壮阳”法，进一步丰富了治疗思路。

二、病因病机

遗尿之因，总属本虚标实。虚者，肾阳不足、脾肺气虚、心肾不交；实者，肝经湿热、下焦郁火。其机要如下。

（一）下元虚寒，肾气不固

《诸病源候总论》曰：“遗尿者，此由膀胱虚冷，不能约于水故也。”肾为先天之本，内寄命火，温煦膀胱。若先天禀赋不足，或久病伤肾，致肾阳式微，膀胱气化无力，关门不固，则夜尿频遗。

《素问·灵兰秘典论》云：“膀胱者，州都之官，津液藏焉，气化则能出矣。”肾与膀胱相表里，命门之火温煦膀胱，方能司开阖之职。若先天禀赋不足，则五迟、遗溺。《景岳全书》进一步指出：“命门为元气之根，为水火之宅。”此证常见于早产儿或父母高龄得子者，病机核心在于肾阳式微，气化无权，夜属阴，阴盛阳微，故遗溺多发于夜半。

（二）脾肺气虚，水液失制

肺为水之上源，脾为中州之土，二者共司水液输布。若久病咳喘伤肺，或饮食不节损脾，则上虚不能制下，中气下陷，津液直趋膀胱，发为遗溺。《灵枢》云：“中气不足，溲便为之变。”

《素问》曰：“饮入于胃，游溢精气，上输于脾，脾气散精，上归于肺，通调水道，下输膀胱。”若喂养失当，久咳伤肺，则脾阳受损，中气下陷，“溲便为之变”。脾虚则土不制水，肺虚则治节失司，水液直趋下焦。此类患儿多伴发过敏性鼻炎或反复呼吸道感染，印证了“肺为水之上源”的理论。

（三）心肾不交，水火失济

心火下温肾水，肾水上济心火，方成既济。若小儿思虑过度，或惊恐伤神，致心火偏亢，肾水不升，心肾失交，则神不守舍，寐中难醒，尿失约束。

小儿神气未充，若课业繁重或受惊吓，《景岳全书》谓“惊则气乱，恐则气下”，心火浮越于上，肾水不得上济，形成“上热下寒”之态。

（四）肝经湿热，下注膀胱

肝主疏泄，若情志不遂，肝郁化火，或过食肥甘，暴饮暴食、嗜食炸鸡薯条等肥甘厚味，酿生湿热，湿热蕴结，下注膀胱，扰动水府，则尿急而遗，兼见烦躁、尿黄。

三、辨证论治

（一）中医四诊要点

望诊：面色皖白多属虚寒，颧红潮热提示阴虚火旺，舌质淡胖为脾肾阳虚，舌红苔黄腻则为湿热内蕴。

闻诊：尿臊味重者多湿热，尿无特殊气味者常属虚寒；伴有鼾声如雷者需排查睡眠呼吸暂停综合征继发遗尿。

问诊：重点询问遗尿时间（上半夜多为阳虚，后半夜多为阴虚）、是否伴随梦游、家族史及心理应激因素。

切诊：脉沉细弱主下元虚寒，脉滑数多为湿热，左寸脉浮大提示心火亢盛。

（二）分型论治

依据《中国儿童单症状性夜遗尿疾病管理专家共识》，结合各大中医经典著作，分型论治如下。

1. 下元虚寒证

【症状】夜尿频作，尿清量多，寐深难醒，面白肢冷，腰膝酸软，舌淡苔白，脉沉细。

【治法】温肾固脬，培元止遗。

【方药】菟丝子散合桑螵蛸散加减。

菟丝子，桑螵蛸，益智仁，肉桂，山药，煅龙骨（先煎），煅牡蛎（先煎），五味子。

【加减】寐深不醒者，加麻黄以通阳醒神；兼便溏者，加补骨脂、肉豆蔻。

2. 肺脾气虚证

【症状】遗尿遇劳则甚，易感外邪，自汗气短，纳呆便溏，舌胖嫩，脉弱。

【治法】补中益气，升阳举陷。

【方药】补中益气汤化裁。

黄芪，党参，白术，升麻，柴胡，陈皮，山药，覆盆子，炙甘草。

【加减】寐深者，加石菖蒲；尿频者，加乌药。

3. 心肾不交证

【症状】夜寐不安，五心烦热，尿黄梦呓，舌红少苔，脉细数。

【治法】交通心肾，安神固脬。

【方药】交泰丸合导赤散加减。

黄连，肉桂，生地黄，淡竹叶，茯神，远志，桑螵蛸，龙骨（先煎）。

【加减】盗汗者，加五味子、浮小麦；烦躁者，加栀子。

4. 肝经湿热证

【症状】尿急尿黄，性情急躁，大便干结，舌红苔黄腻，脉弦滑。

【治法】清肝泻热，利湿止遗。

【方药】龙胆泻肝汤加减。

龙胆草，栀子，黄芩，柴胡，车前子（包煎），泽泻，生地黄，甘草。

【加减】便秘者，加生大黄（后下）；夜寐惊惕者，加钩藤。

四、医案解要

（一）许尤佳医案

张某，女，8岁，2021年5月20日初诊。

【病史】患儿反复遗尿3年。辗转多家医院中西医治疗未效，经人介绍至许教授门诊求诊。

【刻下症】虽值初夏，患儿仍着厚绒裤，手足不温，面白无华，食少便溏，夜尿频遗，每夜1次，寐深沉难唤醒，小便色淡量多，寐中遗尿，自汗、汗多，舌质淡胖有齿痕，苔白滑，脉沉细无力。

【诊断】

西医诊断：单症状性夜遗尿。

中医诊断：小儿遗尿症（脾肾两虚、下元虚寒型）。

【治法】升气壮阳。

【方药】升气壮阳方。

7剂，每日1剂，800ml水煎至300ml分2次服，嘱可在无感冒发热前提下再服7剂。

名家验方

升气壮阳方（许尤佳方）

组成：杜仲10g，升麻5g，补骨脂10g，石菖蒲5g，肉桂2g，白术10g，佛手 5g，益智仁 10g，金樱子 10g，茯苓 10g，柴胡 5g，桃仁 6g，五味子 5g，熟附子 10g。

加减：畏寒肢冷、腰膝冷痛明显者，加鹿角胶（烊化）10g；纳差便溏、舌苔白腻者，加薏苡仁 15g、苍术 10g，以健脾祛湿；心神不宁（失眠多梦）者，加远志 6g、酸枣仁 10g，以安神定志。

许尤佳教授所拟升气壮阳方，专为阳气不足之证而设。方中杜仲、补骨脂、熟附子、肉桂温补肾阳，壮腰膝、固根本，为升阳固本之要药；升麻、柴胡升举清阳，引阳气上行，以纠气陷之态；白术、茯苓健脾益气，固护后天之本，助阳化生；益智仁、金樱子固涩止遗，防阳气虚衰、固摄无力而遗溺；石菖蒲、佛手理气开郁，使气机畅达；桃仁活血通络，防阳气不运而生瘀滞；五味子收敛固涩，又可安神。加减灵活，针对畏寒肢冷、纳差便溏、心神不宁等不同兼证，强化功效。整体方剂补中有升、涩中寓通，灵活组合。

【二诊】复诊，患儿夜尿减至每周 3 次，自汗减少，手足渐温。守方 2 周，每周 5 剂。

【三诊】患儿复诊诉遗尿次数减至 1 周 1 次，食欲增进。去熟附子，加乌药 6g 温肾化气，续服 3 周而痊愈。

【随诊】6 个月后随访，患儿仅于情绪紧张或天气骤变时偶有出现遗尿但可自止，平时皆正常。

【按】许尤佳教授精研儿科数十载，于小儿遗尿症之辨治独具慧眼。其临床观得，本病患儿多见寐中遗尿，经年累月，迁延难愈，兼见㿠白无华之面色，食欲减退，四肢不温，小便清长如泉，舌淡苔白，脉沉弱无力。此等征象，非独下元虚寒所能尽释，实为脾肾两虚、虚寒内生之候。盖小儿稚阴稚阳，脏腑娇嫩，先天禀赋不足则肾阳未充，后天调护失宜则脾阳受损，二者常互为因果，形成虚寒体质之病理基础。

溯其源流，本病多从肺脾两虚起病，久治未愈则累及下元。肺主通调水道，脾主运化水液，肾主水液代谢，三焦气化失司则膀胱失约。许教授深谙《内经》"脾主为胃，行其津液"及"肾者主水"之旨，指出脾居中焦为水饮输布之枢机，肾居下焦主司二便开阖，脾肾两虚则枢机不利，气化无权，终致遗尿之患。此中机理，实乃先天不足与后天失养交互为病，脾肾阳虚互为因果，形成恶性循环。

传统治法或专于补脾益肺，或独重温补肾阳，虽能暂收小效，却未得标本兼治之妙。许教授精研李东垣补土学派与张介宾温补学说，融二者精髓而创新法，提出“升气壮阳”之治疗大纲。其论曰：“升气者，升举脾阳以复健运；壮阳者，温补元阳以固根本。”此治法深合“脾肾为生人之根本”之旨，亦契合小儿“脾常不足，肾常虚”之生理病理特点。

具体而言，“升气”之法重在健脾益气，使中焦枢机得复，水谷精微化生气血，则后天之本得固。临床常选黄芪、葛根、升麻等风药升阳，配伍白术、茯苓健脾渗湿，佐以陈皮理气和中，使脾运得健，水湿得化。“壮阳”之治专在温补肾阳，取附子、肉桂、补骨脂等温阳之品，配伍菟丝子、淫羊藿等阴阳并补之药，以复命门之火，暖脾土之寒。二者相合，恰如旭日东升照寒谷，脾肾得温则气化有权，膀胱开阖有度，遗尿自止。

此“升气壮阳”之法，实乃标本同治之妙策。脾气旺盛则气血生化有源，肾阳充足则温煦周身有力，虚寒体质渐得扭转。临证施治时，尚需根据患儿体质差异，佐以益肺固表、疏肝理气等法，方显圆机活法之妙。许教授此论，既承袭经典理论之精髓，又创新治法之思路，为儿科遗尿症之治疗开辟新径，其学术价值，诚值得临床同仁深研体悟。

（二）黄清明医案

潘某，女，10岁，2025年1月16日初诊。

【病史】患儿反复遗尿7年。尿黄气味稍大，无尿频尿急尿痛，夜寐梦多，大便不干，无日间漏尿，无口苦。

【刻下症】患儿每天晚上尿床1次，梦多，舌淡红苔白腻，脉滑。

【诊断】

西医诊断：单症状性夜遗尿。

中医诊断：遗尿，心肾不交、下元虚寒证。

【治法】交通心肾，安神补肾。

【方药】遗尿基础方加减。

熟附子（先煎）6g，龙骨（先煎）15g，制远志8g，益智仁10g，当归6g，牡蛎（先煎）15g，桑螵蛸10g，山药10g，白芍10g，石菖蒲10g，盐菟丝子10g，熟党参6g。7

剂，日 1 剂，水煎服。

名家验方

遗尿基础方（黄清明方）

组成：熟附子（先煎）6g，生龙骨 15g，制远志 5g，益智仁 10g，生牡蛎 15g，桑螵蛸 10g，山药 10g，白术 10g，白芍 10g，石菖蒲 10g，盐菟丝子 10g。

黄清明教授所拟遗尿基础方，方中熟附子温补肾阳，暖下元以固本；生龙骨、生牡蛎重镇安神，且能收敛固涩，助肾封藏，使心肾相交；制远志、石菖蒲交通心肾、安神益智，改善夜寐多梦；益智仁、桑螵蛸、盐菟丝子补肾固精缩尿，增强下元固摄；山药、白术健脾益气，顾护后天以充养先天；白芍养血柔肝，助肾阴以涵心阳。全方诸药配伍，共奏交通心肾、安神补肾、固涩止遗之效，标本兼顾，以达改善遗尿之功。

【二诊】患儿遗尿改善不显著，去当归，加黄柏 6g、龟甲（先煎）10g、五味子 6g，3 剂，日 1 剂。

【三诊】患儿遗尿改善，夜寐安，前方加桔梗 6g，7 剂，日 1 剂。

【四诊】前方改熟附子为肉桂（焗服）2g，去龟甲、五味子，改为生地黄 10g，黄柏增至 10g，5 剂，加以巩固。

【随诊】2 个月后随访，已痊愈。

【按】本案以“心肾不交、下元虚寒”为病机核心，体现了黄清明教授治疗遗尿的独特学术思想。患儿遗尿七载，尿黄味大而脉滑苔腻，看似湿热之象，然细辨其舌质淡红、病程绵长，实属本虚标实之证。心火不降则夜寐梦扰，肾阳不固则膀胱失约，此乃典型水火不济之象。黄教授深谙“心肾相交，水火既济”之要义，以交通心肾为纲，温补下元为目，分层递进，步步为营。

首诊遣方颇具深意：取附子为君，直入少阴，既温命门之火以助气化，又引心火下归肾宅；龙骨、牡蛎相须为用，镇潜浮阳，固摄精关，此乃《伤寒论》桂枝加龙骨牡蛎汤之妙用；远志、石菖蒲配伍，取孔圣枕中丹之意，开窍启闭，沟通心肾；桑螵蛸、益智仁、菟丝子三药相合，暗合桑螵蛸散补肾固脬之功；佐以山药、党参培土制水，当归、白芍养血柔肝，全方标本兼顾，共奏温阳固摄、安神定志之效。

二诊见效不显，黄教授明察秋毫，虑及当归辛温动血，恐扰动相火，故去之。增入黄柏、龟甲、五味子，此乃点睛之笔：黄柏清相火而坚阴，龟甲滋阴潜阳，五味子酸敛固涩，三药相伍，既制附子之燥，又滋肾水以济心火，正合“善补阳者，必于阴中求阳”之旨。

三诊加桔梗 6g，暗合“提壶揭盖”之法，肺为水之上源，宣肃得宜则膀胱自利。四诊易附子为肉桂，减龟甲、五味子，增黄柏至 10g，加生地黄滋阴，此时阳气得振，当防温燥伤阴，取肉桂引火归元，生地黄、黄柏养阴清热，阴阳互根之理尽显其中。

纵观全程，治疗层次分明：首以温阳固摄治其标，继以滋阴降火调其本，终以阴阳并补收全功。尤其注重心肾相交之枢机，既用远志、石菖蒲等开通心窍，又取龙骨、桑螵蛸等固摄肾关，更妙在桔梗开提肺气，斡旋三焦气机。黄柏与附子寒温并用，既防温燥太过，又助阴阳交泰，深得反佐配伍之妙。此案充分展现岭南医家“补而不滞、温而不燥”的用药特色，将固涩与通利、温阳与滋阴巧妙融合，堪为治疗顽固性遗尿的典范。

（三）陈宏睿医案

冉某，女，9 岁，2020 年 8 月 16 日初诊。

【病史】患儿遗尿反复发作 4 年余。平素喜食炸鸡、薯条，近半年症状加重，每周遗尿 5~6 次。曾服缩泉丸、六味地黄丸无效，家长诉患儿夜间常因尿急惊醒但仍控制不及。

【刻诊】患儿每晚遗尿 1~2 次，尿色深黄，气味臊臭，寐中辗转不安，晨起目翳多，口苦咽干，性情急躁易怒，大便黏滞不爽，舌质红绛、苔黄厚腻，脉左关弦滑数。

【诊断】

西医诊断：单症状性夜遗尿。

中医诊断：小儿遗尿症，肝胆湿热下注证。

【治法】清肝利胆，通腑泄热。

【方药】龙胆泻肝汤合四逆散化裁。

龙胆草 4g，栀子 8g，黄芩 6g，柴胡 6g，车前子（包煎）15g，泽泻 10g，生大黄（后下）5g，白芍 10g，枳实 6g，郁金 6g，生甘草 3g。7 剂，每日 1 剂，嘱忌食辛辣油炸，晚餐后限水。

【二诊】药后，患儿大便日行 2~3 次、质稀味臭，夜尿次数减至每周 3 次，尿色转淡，口苦减轻。舌红苔转薄黄，脉弦滑。调整：去生大黄，加茵陈10g、茯苓10g加强利湿。续服7剂，每日1剂。

【三诊】患儿遗尿偶发（每周1次），性情转温和，目眵消失。舌淡红、苔薄白，脉略弦。

改丹栀逍遥散加减善后：牡丹皮6g，栀子6g，当归6g，白芍10g，柴胡5g，茯苓10g，白术10g，泽泻6g，麦芽15g。7剂，隔日1剂巩固。

【随诊】3个月后电话随访，患儿遗尿未再复发，饮食作息规律。

【按】本案患儿嗜食肥甘，酿生湿热，肝经郁火下迫膀胱，其治突破传统固涩之法，以"疏、清、利、通"四法并施。

疏肝解郁：取柴胡、郁金疏达肝气，寓"木郁达之"之意。四逆散中枳实与白芍相配，一散一收，调节肝之疏泄。

苦寒直折：龙胆草、黄芩、栀子清泻肝胆实火，尤妙在用生大黄通腑泄热，给邪以出路，此乃"釜底抽薪"之策。

利湿化浊：车前子、泽泻利尿而不伤阴。

防过护胃：二诊即撤大黄防苦寒伤中，加茯苓健脾渗湿，体现"治中焦如衡"的调护思想。

此类患儿多伴情志失调，若徒用固涩反致"闭门留寇"。后期以丹栀逍遥散调理，既清余热，又健脾胃，更佐麦芽疏肝和胃，防止湿热复聚。此案充分体现"急则治标，缓则治本"的辨证智慧，为湿热型遗尿的阶梯治疗提供范本。

特色疗法

1. **穴位贴敷疗法**　五味子、桑螵蛸、补骨脂各40g，将药物研成粉末，用纱布覆盖制成敷贴，使用时用姜汁调匀，每次1贴，用辅料外敷脐部，晨起取下。每晚1次，连用7日，停2日，30日为1个疗程，共3个疗程。用于各个证型。

2. **艾灸疗法**　取穴关元穴、中极穴、三阴交穴。以艾灸条，雀啄灸，每个穴位10分钟，以局部皮肤发红为度。隔日1次，连续3次，休息2日。治疗9次为1个疗程，疗程间隔2日，共艾灸2个疗程。用于各个证型。

3. 推拿疗法　补肾经、揉外劳宫各100~300次，按揉百会、揉丹田、揉关元、揉气海各1~2分钟，按揉肾俞、按揉三阴交各50~100次，捏脊3~5遍，最后擦腰骶部，以透热为度，上推七节骨100次。每日推拿1次，6次为1个疗程，连续治疗3个疗程。用于下元虚寒证。脾肾两虚证可加用补脾经、按揉足三里；肺脾气虚证可加用补肺经、推三关。

4. 针刺疗法　患儿首取仰卧位，浅刺百会穴、神门穴、关元穴、气海穴、中极穴、水道穴、三阴交穴，留针10分钟；次取俯卧位，针刺肾俞穴、命门穴、膀胱俞穴、三焦俞穴，方法同上。用于下元虚寒证。脾肾两虚证加足三里穴、脾俞穴；肺脾气虚证加肺俞穴，心肾不交证加内关穴、遗尿点。

5. 耳穴压豆　选穴：每次选取3~5个主穴（如肾耳穴、膀胱耳穴、神门耳穴），根据体质加减（脾虚加脾耳穴，睡眠深加皮质下耳穴）。贴压：将王不留行籽贴于穴位，每日按压3~5次，每次每穴按压1分钟，以轻微酸胀感为度。疗程：每3~5天更换一次，双耳交替，连续治疗2~4周。用于各个证型。

五、预防调护

（一）心理——环境整合

每日睡前指导患儿进行“身体扫描冥想”（按顺序从头到脚或从脚到头，依次察觉所有感觉，完成后放松全身），配合涌泉穴按压。

忌斥责羞辱，可用“星星奖励法”（每夜无遗尿贴一星，满十星换小奖）。

（二）家庭环境改造

卧室温度维持22~24℃，湿度50%~60%（《内经》“起居有常”原则）。

（三）饮食调理

1. 食疗方　芡实莲子粥（芡实15g、莲子10g、粳米50g）：健脾固肾。桑螵蛸猪腰汤（桑螵蛸6g、猪腰1具）：温肾缩尿。

2. 禁忌　晚餐忌西瓜、冬瓜等利尿之品；湿热证慎用羊肉、桂圆。

（四）作息管理

1. 限水方案　睡前2小时禁水，日间分次饮水（上下午各40%，傍晚20%）。

2. **唤醒训练**　使用尿床报警器，初现尿意即唤醒如厕，逐步建立条件反射。

（五）体质强化

1. **导引功法**　每日晨起练习“撮谷道”（提肛缩肾）50次，增强盆底肌力。

2. **节气调养**　三伏天贴“三伏贴”（白芥子、细辛等），冬令服膏方（菟丝子、益智仁等）。

第十四章　胎黄

一、概　　述

现代医学称胎黄为新生儿黄疸，自母体娩出至新生儿期结束整个期间出现身黄、目黄、小便黄为主要特征的病证，因与胎禀因素有关，故称“胎黄”。中医对于黄疸一证，《内经》早有记载“身痛而色微黄，齿垢黄，爪甲上黄，黄疸也”“溺黄赤安卧者，黄疸”。而胎黄最早的记载见于隋代，巢元方在《诸病源候总论》中言“小儿在胎，其母脏气有热，熏蒸于胎，生下小儿体皆黄，谓之胎疸也”。胎黄多因孕母的体质、湿热、食积，或由于脾虚湿滞而发病。本病包括新生儿生理性黄疸与病理性黄疸两大类。本章主要讨论新生儿病理性黄疸。

二、病因病机

胎黄病的形成有诸多因素，其病因病机主要包括胎禀湿蕴，如湿热郁蒸、寒湿阻滞。胎黄的病变脏腑在肝胆、脾胃，其发病机理为胎中禀赋脾胃湿热或寒湿内蕴，肝失疏泄，胆汁外溢而致发黄，日久则气滞血瘀、络脉瘀阻而黄疸日深难退。

（一）湿热郁蒸

明代皇甫中在《明医指掌》中言“母受湿而传于胎，则子生下发黄如金，名曰胎黄”此书论述了湿热内蕴型胎黄病的成因。若母体平素为湿热之体，胎儿相应受传，或离于母体后，自身感受湿热之邪，壅滞于中焦脾胃，横逆犯于肝脏胆腑，湿与热熏灼，致使胆液排泄失于常道，外溢于肌表及目睛，则见身目泛黄，黄如橘色并有热征，热为阳邪，故黄色鲜明如橘色，常伴热象，故属阳黄之候。

（二）寒湿阻滞

小儿胎禀匮乏，自生后中焦阳气虚弱，无以蒸腾气化，致使湿浊内蕴，寒随湿生，或阳黄证迁延未愈，耗损阳气，寒湿内阻于中焦脾胃，气机不畅，以致肝失疏泄，胆汁外溢，而至发黄。寒湿为阴邪，故黄色晦暗，常伴精神疲乏等证，属阴黄之候。

（三）气滞血瘀

《张氏医通》记载："诸黄虽多湿热，然经脉久病，不无瘀血阻滞也。"除湿热及寒湿因素之外，尚有先天胎禀欠缺，经行脉络滞涩不畅，或湿热困于肝经日久，肝经疏泄异常，血液及气机运行受阻，久则气滞血瘀，面目色泽见黄，色黄晦暗如槁，甚则肌肤甲错，此为血瘀证。

（四）胎毒致病

《幼幼集成》记载"胎婴在腹，与母同呼吸，共安危。而母之饥饱劳逸，喜怒忧惊，食饮寒温，起居慎肆，莫不相为休戚"，指出了孕妇与胎儿的密切关联。中医学将小儿在胎中禀受的各种致病因素均归为广义胎毒，其狭义概念则仅指热毒。胎黄的先天因素则与孕母自身邪毒内蕴及饮食、情志、起居失调等相关。若是孕妇本有邪毒内蕴，特别是湿热邪毒，易于遗毒于胎儿，导致出生后发病。现代研究发现，妊娠期感染的许多特殊病原物（细菌、病毒、毒素、复杂的致病因子），能通过胎盘屏障进入胎儿体内，对新生儿的肝脏造成损害，导致胆红素代谢异常而发生黄疸。如巨细胞病毒、肝炎病毒、弓形虫等的宫内母婴传染就是引起婴儿肝炎综合征的常见感染原因。

（五）其他情况

此外，尚有因先天缺陷，胆道闭锁，胆液不能从常道疏泄，横溢肌肤而发黄者。

三、辨证论治

依据黄疸胎黄程度、出现时间、消退情况结合全身症状，其具体分型总结见下。

（一）常证

1. 湿热郁蒸

【症状】面目皮肤发黄，色泽鲜明如橘，哭声响亮，不欲吮乳，口渴唇干，或有发热，大便秘结，小便深黄，舌质红，舌苔黄腻，指纹滞。

【辨证要点】面目皮肤色黄，色泽鲜明如橘，哭声响亮，尿黄，舌红苔黄腻。

【治法】清热利湿退黄。

【方药】茵陈蒿汤加减。

茵陈、栀子、大黄、泽泻、车前子、黄芩、金钱草。

【加减】热重者，加虎杖、龙胆草；湿重者，加猪苓、茯苓、滑石；呕吐者，加姜半夏、竹茹；腹胀者，加厚朴、枳实。

2. **寒湿阻滞**

【症状】面目皮肤发黄，色泽晦暗，持久不退，精神萎靡，四肢欠温，纳呆，大便溏薄色灰白，小便短少，舌质淡，舌苔白腻，指纹淡红。

【辨证要点】面目皮肤色黄，色泽晦暗，精神萎靡，四肢欠温，纳呆便溏，舌淡苔白腻。

【治法】温中化湿退黄。

【方药】茵陈理中汤加减。

茵陈、干姜、白术、党参、甘草、薏苡仁、茯苓。

【加减】寒重者，加附片；肝脾肿大，络脉瘀阻者，加三棱、莪术；食少纳呆者，加焦六神曲、砂仁。

3. **气滞血瘀**

【症状】面目皮肤发黄，颜色逐渐加深，晦暗无华，右胁下痞块质硬，肚腹膨胀，青筋显露，或见瘀斑、衄血，唇色暗红，舌见瘀点，舌苔黄，指纹紫滞。

【辨证要点】面目皮肤发黄，晦暗无华，右胁下痞块质硬，肚腹膨胀，青筋显露，瘀斑。

【治法】行气化瘀消积。

【方药】血府逐瘀汤加减。

柴胡、郁金、枳壳、桃仁、当归、赤芍、丹参。

【加减】大便干结者，加大黄；皮肤瘀斑、便血者，加牡丹皮、仙鹤草；腹胀者，加木香、香橼皮；胁下癥块质硬者，加穿山甲、水蛭。

（二）变证

1. **胎黄动风**

【症状】黄疸迅速加重，嗜睡，神昏，抽搐，舌质红，舌苔黄腻，指纹淡紫。

【辨证要点】黄疸迅速加重，嗜睡，神昏，抽搐。

【治法】平肝息风退黄。

【方药】茵陈蒿汤合羚角钩藤汤加减。

羚羊角、钩藤、天麻、茵陈、大黄、车前子、石决明、川牛膝、僵蚕、栀子、黄芩。

2. **胎黄虚脱**

【**症状**】黄疸迅速加重，伴面色苍黄、浮肿、气促、神昏、四肢厥冷、胸腹欠温，舌淡苔白，指纹淡。

【**辨证要点**】黄疸迅速加重，面色苍黄，气促浮肿，神昏肢冷。

【**治法**】温阳益气固脱。

【**方药**】参附汤合生脉散加减。

人参、附子、干姜、五味子、麦冬、茵陈、金钱草。

四、医案解要

（一）许尤佳医案

刘某，男，26 天，2023 年 7 月 31 日初诊。

【**病史**】患儿皮肤黄染伴腹泻 3 天。患儿早产 7 天，生后 2 天出现皮肤、目睛黄染，予蓝光治疗配合中药熏洗治疗 1 周好转后出院，近 3 天家属发现患儿身目黄染复现，逐渐加重，伴腹泻，大便色黄质稀夹奶瓣，无黏液脓血，吃奶较前减少 1/3，夜间睡眠不安稳，时有夜啼。

【**刻下症**】患儿面目体黄如橘色，神清，精神、反应一般，哭声响亮，息有乳酸味，四肢末端稍凉，腹胀，舌质淡，苔白厚，指纹淡滞。

【**诊断**】

西医诊断：新生儿病理性黄疸。

中医诊断：胎黄，脾虚湿困证。

【**治法**】温中化湿，健脾益气。

【**方药**】四君子汤加减。

茵陈 10g，红花 1g，鸡内金、砂仁（后下）、干姜各 3g，苍术、白术、太子参各 5g，茯苓、山楂各 6g，甘草 3g。共 5 剂，每日 1 剂，水煎至 30ml，早晚温服。

【**二诊**】患儿服药 5 天后，患儿黄疸退，大便黄软伴奶瓣，小便色清，腹部稍胀，偶有夜啼，更改方药，予新三星汤。焦山楂 5g，炒麦芽 6g，炒莱菔子 6g。共 5 剂，每日 1 剂，水煎至 30ml，早晚温服。

【**三诊**】患儿吃乳较前有力，面部及双目黄疸消失，精神可，白昼夜间均能安睡，二便正常。

【按】小儿脾胃薄弱，稚阳未充，易被内外因素所干扰，损脾伤阳，脾运失司，寒湿阻滞，肝失疏泄，胆汁外溢而发为阴黄。许尤佳教授认为患者系早产儿，先天之本不足，若起居失常，使湿从寒化，同《活幼口议》"凡儿泻，粪出青色者，盖脾受肝经所制，肝属乙木，能克己土，所胜之功，故现本质"。"寒则热之"，治以温脾化湿退黄，方以茵陈为君药，与干姜、白术、砂仁共奏温中化湿，加健脾益气之太子参合苍术温运脾阳，茯苓健脾利水利小便，寒湿凝滞易成瘀，以红花温经祛瘀，山楂、鸡内金健脾消滞，甘草调和诸药。二诊患儿黄疸消退，脾虚尚未恢复，大便黄软伴奶瓣，小便色清，腹部稍胀，偶有夜啼症状，予许尤佳教授经验方新三星汤。其中，焦山楂消食、健胃、行气，炒麦芽行气消食、运脾开胃，炒莱菔子消食除胀、通利大便。许尤佳教授认为"脾健不在补，贵在运"、小儿"脾常不足"，以新三星汤消中寓运，运中寓补。

（二）方座华医案

王某，女，26 天，2023 年 10 月 31 日初诊。

【病史】患儿于生后肤目黄染 20 天。外院诊断为新生儿黄疸，予蓝光治疗等措施，无明显好转，转我院中医诊治。

【刻下症】患儿精神尚可，皮肤黄染，色鲜明如橘皮，目睛黄染，偶有吐奶，无畏寒发热。纳呆，大便黄，日行 7~8 次，小便黄赤短少，舌质红、苔黄腻。

【诊断】

西医诊断：新生儿病理性黄疸。

中医诊断：胎黄，湿热熏蒸证。

【治法】清热利湿，健脾退黄。

【方药】清热退黄颗粒。

黄柏、茵陈、野菊花、蒲公英、白术、茯苓各 160g。制法：以上六味药材，全部加水热回流提取 2 次，每次 2 小时，合并滤液，滤液浓缩成规定密度的清膏，加入适量糊精及乙醇，制粒，制成 1 000g，即得。用法：外用，加热水适量外洗。一次 1 袋，一日 1 次。佐以小儿推拿。

【二诊】治疗第 4 天，患儿肤目黄染明显减退，小便次数稍有增加，精神好转，食欲增加。舌质淡红、苔白微腻。

【随诊】一周后患儿黄染完全消退，随访1年未复发。

【按】患儿以皮肤黄染、目睛黄染、小便黄赤为主症，当诊断为小儿胎黄之阳黄，多因胎禀湿热，蕴结肝胆，致使胆汁外溢以致发黄，治当清热利湿退黄，黄疸中医外治的药浴和按摩法适宜小儿，可免除喂药和针扎之苦，且疗效确切。药浴及推拿作用于肌腠，通过腧穴行于经络，内达脏腑，由表及里，发挥行气血，调阴阳之效应，达到治疗疾病的目的。药浴所用药物茵陈清热利湿，利胆退黄。黄柏为通利之品，味苦，性寒，归肾、膀胱、大肠经，具有清热燥湿、泻火解毒、退热除蒸之功效。蒲公英、菊花清热解毒。白术味苦、甘，性温，归脾胃二经，具有补脾燥湿的作用。茯苓味甘，入心、脾、肾经，可利水渗湿，引导胆汁从水路排泄。推拿健运脾土，疏肝利胆。药浴及按摩合用起到清热、利湿、退黄、健脾养胃之功效。发挥"通经走络，行气活血，开结行滞，直达病所退黄"之功效。

（三）罗桂平医案

李某，男，21天，2024年3月31日初诊。

【病史】患儿于出生后肤目黄染18天。患儿出生第3天出现身黄、目黄、小便黄的症状。在某医院住院，化验结果显示其总胆红素：302μmol/L，直接胆红素25μmol/L，间接胆红素277μmol/L，丙氨酸氨基转移酶（ALT）39IU/L；天冬氨酸氨基转移酶（AST）68IU/L；经蓝光治疗等处理5天后黄疸减轻，遂出院。出院后黄疸逐渐加重，来我院就诊。经皮测胆红素头部：13.5mg/dL，胸部：12.1mg/dL。

【刻下症】患儿皮肤黄染，色鲜明如橘皮，目睛黄染，时有啼哭，腹胀，纳奶欠佳，大便灰黄相间，小便短少，舌质红，苔黄腻，指纹紫。

【诊断】

西医诊断：新生儿病理性黄疸。

中医诊断：胎黄，湿热郁蒸证。

【治法】清热利湿退黄。

【方药】茵陈蒿汤加减。

茵陈10g，栀子3g，大黄1g，赤芍3g，陈皮3g，山药3g，山楂5g，炙甘草3g。5剂，每日1剂，冲服30ml，早晚温服。配合口服枯草杆菌二联活菌颗粒，每次1包，每日1次。

【二诊】2024 年 4 月 5 日，患儿黄疸消退，诸证悉除，未诉特殊不适。

【随诊】随访一个月，患儿黄疸未再反复。

【按】茵陈蒿汤为现如今医治湿热阳黄证最具有代表性的方剂，首载于《伤寒论》。本方中茵陈为主药、君药，其味苦微寒，有清热利湿、利疸退黄的作用，《神农百草经疏》云“茵陈蒿，味苦，平，微寒，无毒。主风湿寒热，邪气，热结黄疸”。张介宾在《景岳全书》中说：“茵陈味苦微辛，气微寒，阴中微阳，入足太阳经。”表有湿者，能微发其汗，里有湿者，能利尿祛湿，阳黄、阴黄、表湿、里湿皆可用之。栀子清热降火，通利三焦，引湿热自小便而出；大黄泄热逐瘀，通利大便，导瘀热由大便而下；赤芍清热活血凉血祛瘀，均为臣药。陈皮性温，运脾燥湿，可防上药过于苦寒；山楂健脾消食开胃，共为佐药。炙甘草、山药健脾调和诸药，是为佐使。

特色疗法

中医推拿治疗　沿患儿的中脘—左上腹—左天枢—右下腹—右天枢—右上腹—中脘有节奏地环形平移顺时针推拿。摩腹完毕行点穴，以拇指或食指指腹点揉中脘、天枢及气海穴，一次 20 分钟。每日至门诊治疗 1 次，共 7 天。

五、预防调护

（一）预防

1. 妊娠期注意饮食卫生，忌酒和辛热之品。不可滥用药物。

2. 有肝炎病史的妇女应在治愈后再妊娠，如已妊娠后发现肝炎应及时治疗。既往所生新生儿有重度黄疸和贫血或有死胎史的孕妇及其丈夫均应作 ABO 和 Rh 血型检查，测定血中抗体及其动态变化。这类孕妇及新生儿可服用中药，如黄疸茵陈冲剂预防胎黄。

3. 避免新生儿口腔黏膜、脐部、臀部和皮肤损伤，防止感染。

（二）调护

1. 新生儿应注意保暖，尽早开奶，促进胎粪排出。

2. 婴儿出生后密切观察皮肤颜色的变化，监测血清胆红素水平，及时了解黄疸的出现时间及消退时间。

（三）康复

1. 患儿黄疸消退后继续按照其临床症状，给予调理脾胃等治疗。

2. 红细胞葡萄糖-6-磷酸脱氢酶缺乏症等遗传性溶血性疾病患儿需避免与可能引起发病的物质接触，如蚕豆、樟脑、氧化药物（解热镇痛药、磺胺药、硝基呋喃类、伯氨喹、维生素K、对氨基水杨酸等）、细菌及病毒感染等。

第十五章　小儿便秘

一、概　　述

小儿便秘是指排便周期延长，或便质干硬难解，或虽有便意但排便艰涩不畅的病证。轻者大便干燥如栗，排出困难；重者数日不行，甚至肛裂出血。其既可能单独出现，也可能继发于其他疾病过程中，与脾胃运化、大肠传导功能紧密相关。西医学中的功能性便秘、肠易激综合征（便秘型）、先天性巨结肠等疾病均可参考中医对本病的辨证论治思路进行治疗。

近年来，随着饮食结构的改变以及生活习惯的影响，小儿便秘的发病率呈上升趋势，在婴幼儿及学龄前儿童中较为多见。部分患儿由于长期便秘，食欲受到影响，生长发育也变得迟缓，身心健康受到严重威胁。

古代医籍对小儿便秘的论述颇丰。《素问·灵兰秘典论》中提到“大肠者，传道之官，变化出焉”，率先揭示了大肠传导失职是便秘的根本原因；古人还强调气机调畅对于通便的重要性。汉代张仲景在《伤寒论》中创立“阳明腑实证”辨治体系，运用大承气汤“急下存阴”，并提出“胃中燥，大便必硬”的经典病机模型。《诸病源候总论》明确指出“小儿大便不通者，腑脏有热，乘于大肠故也”，确立了热结便秘的主流学说，认为热结是便秘的主要病因。钱乙认为小儿五脏六腑成而未全，攻下勿过剂，主张润下与运脾并行。明清时期，《医宗金鉴》则对便秘进行虚实分治，为现代辨证体系的形成奠定了基础。

二、病因病机

小儿便秘的病因较为复杂，主要涉及饮食、体质、情志、外邪侵袭等多个方面，病位在大肠，同时与肺、脾、肾三脏密切相关。

（一）饮食因素

1. 乳食积滞　在婴幼儿时期，喂养方式至关重要。若家长过度喂养，让孩子过食肥甘厚味，如油炸食品、甜食等，这些食物难以消化，会在胃肠内积聚，进而化热生火。热邪会消耗人体的津液，使得肠道失去滋润，变得干涩，从而导致大便干结，难以排出。就像给肠胃这台“小机器”塞入过多难以处理的“零件”，超出其负荷，影响正常运转。

2. **膳食失衡**　部分小儿存在挑食、偏食的习惯，少食蔬菜水果，饮水不足。蔬菜水果富含膳食纤维，能促进肠道蠕动，而膳食纤维摄入不足会使肠道蠕动减缓。同时，过度食用加工食品，如薯片、火腿肠等，这些食品往往营养成分单一，且可能含有较多添加剂，会损伤脾胃功能，导致脾胃运化无力，糟粕在肠道内停留时间过长，水分被过度吸收，从而形成便秘。这就如同肠道的“润滑剂”和“动力源”不足，导致排便不畅。

（二）体质因素

1. **脾胃虚弱**　有些小儿先天禀赋不足，脾胃功能天生较弱；或者在后天成长过程中，因久病体虚，反复生病，尤其是一些消耗性疾病，如长期腹泻、反复感冒等，损伤了脾胃之气。脾胃虚弱会导致其推动食物消化和糟粕传导的能力下降，大肠传导迟缓，就像一辆动力不足的汽车，行驶缓慢，大便无法及时排出体外。

2. **津液不足**　热病，如肺炎、流行性感冒等，在发病过程中会大量消耗人体的阴液；或者在治疗过程中，使用汗、吐、下等方法不当，过度损耗了津液；还有些小儿素体阴虚，体内阴液本身就不足。肠道失去阴液的濡养，就会变得干燥，如同干涸的河道，燥屎内结，引发便秘。

（三）情志因素

学龄儿童面临学习压力、生活环境改变等情况时，容易产生紧张、焦虑、抑郁等不良情绪。这些情绪会影响肝脏的疏泄功能，导致肝气郁结。肝与大肠通过经络相互联系，肝气不畅会影响大肠的传导功能，使腑气不通，从而出现便秘。比如孩子刚进入新学校，对环境不适应，心理压力大，就可能出现排便困难的情况。

（四）外邪侵袭

1. **燥邪伤肺**　秋季气候干燥，燥邪容易侵袭人体。肺与大肠相表里，肺主气，司呼吸，同时也负责输布津液。当燥邪伤肺时，肺失肃降，津液不能正常输布到大肠，大肠得不到足够的滋润，就会导致大便干结。这就好比一条河流，上游的水源被截断，下游自然干涸。

2. **寒邪凝滞**　在寒冷季节，如果孩子保暖不当，寒邪会侵入体内。寒邪具有凝滞的特性，会使阳气不运，肠道气血运行不畅，就像水遇冷会结冰一样，肠道内的糟粕也会因寒邪凝滞而难以传导，形成冷秘。比如孩子冬天穿得太少，或者吃了过多生冷食物，就可能引发寒凝便秘。

小儿便秘的病机关键在于大肠传导失职，且往往呈现虚实夹杂的状态。实证多是由于燥热内结、气滞不畅、寒邪凝滞等因素阻碍了大肠的正常传导，虚证则常常是气虚推动无力、阴虚肠道失润、血虚肠道失养所致。小儿具有“阳常有余，阴常不足”的生理特点，体内阳气相对较盛，容易在各种因素作用下从热化燥，导致便秘。而如果便秘长期不愈，病情迁延，又会进一步损伤正气，使虚证加重，从而转化为虚实夹杂之证。

三、辨证论治

（一）辨证要点

1. **辨虚实**　实证：病程短，大便干结如栗。多因燥热、乳食积滞致肠道传导失常。按压腹部抗拒，面红、口臭，舌红苔黄。虚证：病程长，大便虽干但不坚硬。因正气不足，肠道推动、滋润失常。患儿面色萎黄，舌淡苔少。

2. **辨寒热**　热秘：大便干结，肛门有灼烧感，小便深黄，烦躁不安，指纹发紫滞涩。寒秘：腹部冷痛，四肢不温，小便清长。

3. **辨气血**　气滞：除便秘外，腹胀、嗳气频繁，胸胁痞满，放屁后缓解。血虚：面色苍白，心悸头晕，嘴唇、指甲淡白。

（二）治疗原则

小儿便秘以“通腑导滞”为核心，实证用泻法，虚证用补法。因小儿脏腑娇嫩，要慎用峻下之药，注重顾护脾胃。

（三）分证论治

1. 燥热内结

【症状】大便干结如羊屎，面唇发红，口干口臭，腹胀痛，小便短赤，舌红苔黄燥，脉滑数。

【治法】清热润肠，通腑导滞。

【方药】麻子仁丸加减。

火麻仁、大黄、杏仁、白芍、枳实、厚朴。

【加减】腹胀严重加莱菔子、槟榔；津伤加麦冬、玄参；肛裂出血加生地榆、槐花。

【中成药】麻仁润肠丸。

2. **乳食积滞**

【症状】脘腹胀满，嗳气酸腐，食欲缺乏，大便酸臭，排便哭闹，指纹紫滞。

【治法】消食导滞，和中通便。

【方药】保和丸合枳实导滞丸加减。

大黄、枳实、茯苓、黄芩、黄连、白术、泽泻、山楂、六神曲、半夏、陈皮、连翘、莱菔子、麦芽。

【加减】积热重用连翘、黄芩；呕吐加生姜。

【中成药】保和丸、保济口服液。

3. **气机郁滞**

【症状】排便不畅，胸胁胀满，嗳气频繁，肠鸣矢气，舌苔薄白，脉弦。

【治法】疏肝理气，导滞通便。

【方药】六磨汤加减。

槟榔、沉香、木香、乌药、大黄、枳实。

【加减】气郁化热加栀子、丹皮；胁痛加柴胡、香附。

【中成药】四磨汤口服液。

4. **气虚不运**

【症状】大便质地不硬但难排出，面色㿠白，精神疲倦，气短乏力，舌淡苔白，脉弱。

【治法】益气健脾，润肠通便。

【方药】黄芪汤合四君子汤加减。

黄芪、麻仁、白蜜、陈皮、白术、人参、茯苓、甘草。

【加减】肛门下坠加升麻、柴胡；伴有血虚加当归、熟地。

【中成药】补中益气丸、归脾丸。

5. **阴虚肠燥**

【症状】大便干结如栗，形体消瘦，午后潮热，夜间盗汗，舌红少津，脉细数。

【治法】滋阴养血，润肠通便。

【方药】增液汤合当归润肠丸加减。

玄参、麦冬、生地黄、麻子仁、桃仁、羌活、当归尾、大黄。

【加减】虚热明显加知母、地骨皮；食欲不佳加山药、白扁豆。

【中成药】润肠丸。

6. **阳虚寒凝**

【证候】大便艰涩难行，腹中冷痛，四肢不温，小便清长，舌淡苔白，脉沉迟。

【治法】温阳散寒，润肠通便。

【方药】温脾汤合半硫丸加减。

当归、人参、附子、干姜、芒硝、大黄、甘草、半夏、硫黄。

【加减】冷痛严重加小茴香、吴茱萸；伴有久泻加补骨脂、核桃仁。

【中成药】苁蓉通便口服液、便通胶囊。

四、医案解要

（一）何世东医案

张某，男，5岁，2018年3月8日初诊。

【病史】患儿平素喜食油炸食品和甜食，近2个月来大便干结，3~4天排便1次，排便时十分费力，时伴有出血，曾在当地镇医院就诊，口服“乳果糖、益生菌”等药治疗，停药后病情反复，常需开塞露辅助。伴有腹胀、口臭，食欲也有所减退，小便短赤。

【刻下症】患儿神清、精神可，无发热，面色红，时有腹痛，疼痛时拒按，口臭，小便黄，大便干结，4~5日1解，时有便血，舌红苔黄燥，脉滑数。查体：全腹平软，脐周轻压痛，无反跳痛，肠鸣音正常，余无特殊。

【诊断】

西医诊断：功能性便秘。

中医诊断：小儿便秘，燥热内结证。

【治法】清热润肠，通腑导滞。

【方药】麻子仁丸加减。

火麻仁10g，大黄（后下）3g，枳实6g，厚朴6g，杏仁6g，白芍6g，莱菔子6g，麦冬 6g。处方 5 剂，水煎服，每日 1 剂。辅以穴位贴敷治疗和小儿推拿外疗法。

饮食上叮嘱患儿治疗期间忌食肥腻、油炸之品，节制饮食，忌暴饮暴食，平素多食新鲜蔬菜，喝温水。

【二诊】2018 年 3 月 13 日复诊。患儿服药后，大便次数增加至 2~3 天 1 次，质地仍偏干，腹胀减轻，口臭有所缓解。中药予上方加减：火麻仁 10g，大黄（后下）3g，枳实 6g，厚朴 6g，杏仁 6g，白芍 6g，玄参 6g，麦冬 6g。处方 5 剂，水煎服，每日 1 剂。外治法同上，饮食调护同上。

【三诊】2018 年 3 月 18 日复诊。患儿大便基本正常，1~2 天排便 1 次，食欲恢复，腹胀、口臭消失。嘱家长调整其饮食结构，减少油炸食品和甜食的摄入量，多吃蔬菜水果。

【随诊】随访患儿 2 个月，便秘未再复发。此时症状基本消失，通过调整饮食结构巩固疗效，减少易生热积滞食物的摄入量，增加富含膳食纤维的蔬菜水果的摄入量，有助于维持肠道正常功能，防止便秘复发。

【按】在这一病例当中，患儿长期进食油炸食品与甜食。这类食物在中医理论里，多属燥热、甘甜之品，极易在胃肠内积聚，化生火热之邪。胃肠积热，持续消耗体内津液，致使肠道犹如干涸的河床，失去了滋润濡养的能力，最终形成燥热内结型便秘。燥热内结使得肠道传导功能受阻，糟粕无法顺利排出体外，引发排便困难等一系列症状。

秉持“清热润肠，通腑导滞”的治疗原则，初诊选用麻子仁丸进行加减。方中火麻仁与杏仁富含油脂，如同给干涩的肠道注入润滑剂，能有效润肠通便；大黄苦寒，其泻下攻积的特性，可迅速清除肠道内积聚的实热与糟粕；枳实和厚朴行气导滞，助力肠道恢复正常的蠕动节律，推动糟粕下行；白芍养血敛阴，既能协同增强泻下效果，又可防止泻下过度损伤阴液；莱菔子则进一步增强行气消胀的功效，有效缓解患儿腹部胀满不适的症状。此外，麦冬滋阴增液，补充肠道被热邪损耗的津液，使大便易于排出。

随着治疗的推进，患儿症状发生了变化。医生根据其具体表现，去除了莱菔子，加入玄参。玄参具有清热凉血、滋阴润肠的作用，能够进一步补充肠道津液，改善肠道干燥的状态，更好地促进排便。经过前两轮的精准治疗，患儿的症状基本消失。此时，治疗重点转向通过调整饮食结构来巩固疗效，以防止便秘复发。

这一案例充分体现了中医辨证论治和整体调理的核心理念。中医在治疗过程中,不仅仅着眼于疾病的表面症状,更深入探寻疾病发生的根源。通过对患儿饮食习惯的分析,明确胃肠积热这一病因,进而进行针对性的用药治疗。在症状缓解后,积极引导患儿调整生活方式和饮食习惯,减少油炸食品与甜食的摄入,从源头上预防疾病复发,这种“未病先防、既病防变”的思想,对于保障患儿身体健康有极为重要的指导价值和实践意义。

（二）刘石坚医案

李某,女,10岁,2019年6月7日初诊。

【病史】患儿自上小学后,因环境改变,情绪紧张,近1个月出现排便困难,大便干结,2~3天排便1次,伴有腹胀、嗳气,睡眠也受到影响。家属曾自行购买麻仁润肠丸予患儿服用,效果不佳,遂来我院就诊。患儿平素食欲可,但喜食肉食,少食蔬果,时有口气,爱发脾气,易烦躁,睡眠欠佳,易醒,舌质淡红,苔白腻,脉弦细,体重无明显变化。

【刻下症】精神可,面色青黄,大便2~3天解1次,腹胀,时有阵发性腹痛,持续数分钟后可自行缓解,无恶心呕吐,无发热,食欲可。

【诊断】

西医诊断:功能性便秘。

中医诊断:小儿便秘,气机郁滞证。

【治法】疏肝理气,健脾和胃,消积导滞。

【方药】六磨汤加减。

木香3g,乌药3g,沉香(后下)1g,枳壳3g,槟榔3g,大黄(后下)2g,柴胡3g,香附3g。处方5剂,水煎服,每日1剂。

注意饮食调理,减少肉食的摄入量,增加蔬菜水果的摄入量,适当增加运动量,保持心情舒畅,避免情绪波动。

【二诊】2019年6月12日复诊。患儿服药后,大便次数增加,2天排便1次,腹胀、嗳气减轻,睡眠有所改善,舌质淡红,苔白腻,脉弦细。中药予上方加减:木香3g,乌药3g,沉香(后下)1g,枳壳3g,槟榔3g,柴胡3g,香附3g。处方5剂,水煎服,每日1剂。外治法同上,饮食调护同上。

【三诊】2019年6月17日复诊。患儿大便正常,1~2天排便1次,腹胀、嗳气消失,睡眠恢复正常。嘱家长多与孩子沟通,缓解其紧张情绪,适当增加户外活动。

【随诊】随访1个月，患儿未复发便秘。此时通过心理疏导和增加户外活动等方法来巩固疗效，心理疏导有助于缓解孩子的紧张情绪，调节其肝气；户外活动可以促进胃肠蠕动，增强体质，预防便秘复发。

【按】在这一病例里，患儿因生活环境发生改变，新环境带来的陌生感与压力致使其情志出现波动，长期处于不畅状态。中医理论中，肝主疏泄，喜条达而恶抑郁，情志不畅最易导致肝气郁结。肝的疏泄功能一旦失常，气机便会郁滞，而大肠的传导功能依赖于全身气机的调畅，肝气郁滞进而引发大肠传导失职，糟粕在肠道内停滞，无法正常排出，最终形成便秘。患儿除了排便困难，还常伴有胸胁胀满、嗳气频繁等表现，皆是气机郁滞的典型症状。

依据“疏肝理气，导滞通便”的治疗原则，初诊采用六磨汤进行加减治疗。方中木香、乌药、沉香善于行气止痛，迅速缓解气机郁滞带来的胸胁不适；枳壳、槟榔则着力于行气导滞，有效增强肠道的蠕动功能，助力糟粕排出；大黄具有强大的泻下通便功效，与其他行气药物协同作用，快速清除肠道内积滞。此外，考虑到患儿情志不畅的根源在于肝气郁结，加入柴胡、香附，二者均为疏肝理气的要药，可从根本上调节肝脏的疏泄功能，使气机恢复顺畅。

经过一段时间的治疗，患儿大便情况得到明显改善。此时，为防止大黄泻下太过损伤正气，医生根据患儿的具体病情，果断去除方中的大黄，维持治疗的精准性与安全性。经过两轮精心治疗，患儿便秘症状基本消失。为进一步巩固疗效，防止病情反复，医生通过心理疏导，帮助患儿正确认识和适应环境变化，排解其负面情绪；同时，建议其增加户外活动，让患儿在运动中舒缓情志、促进气血流通，从身心两方面综合调理，达到彻底康复的目的。

这一案例淋漓尽致地体现了中医对情志因素在疾病发生、发展和治疗过程中重要作用的深刻认识。中医理论认为，情志与脏腑功能紧密相连，肝主怒、心主喜、肺主悲忧、脾主思、肾主惊恐，任何一种情志的过度变化都会影响相应脏腑的功能，反之，脏腑功能的失调也会引发情志异常。在本病例中，通过调理气机、疏肝理气的药物治疗，配合心理疏导和户外活动，不仅有效解决了患儿的便秘问题，更从整体上调节了患儿的情志状态和脏腑功能。这种重视情志调节的治疗理念，充分彰显了中医整体观念和辨证论治的特色优势，为临床治疗因情志因素引发的小儿便秘提供了宝贵的思路与方法。

（三）许尤佳医案

王某，男，6岁，2021年8月8日初诊。

【病史】患儿自幼脾胃虚弱，经常感冒，近3个月来大便干结，4~5天排便1次，虽有便意，但努挣难下，伴有面色皖白，神疲乏力，自汗。家长自行予开塞露后可解出大便，但近5天来予开塞露仍未能解大便，遂来我院就诊。

【刻下症】患儿神志清晰，面色皖白，神疲乏力，自汗，大便4~5天解1次，质地不硬，舌淡苔白，脉弱。查体：腹软，腹部无压痛，无反跳痛，未扪及包块，肠鸣音稍活跃。

【诊断】

西医诊断：功能性便秘。

中医诊断：小儿便秘，气虚不运证。

【治法】益气健脾，润肠通便。

【方药】黄芪汤合四君子汤加减。

黄芪10g，党参6g，白术6g，茯苓6g，火麻仁6g，陈皮3g，升麻3g，当归6g。处方7剂，水煎服，每日1剂。

嘱其避免生冷油腻食物，不要盲目使用开塞露或口服泻下药，定期复诊，根据病情调整用药。

【二诊】2021年8月15日复诊。患儿服药后，大便3~4天1次，排便较之前顺畅，但仍需用力，神疲乏力有所缓解，自汗减少。舌淡苔白，脉弱。中药予原方加减，加山药6g。处方7剂，水煎服，每日1剂。

【三诊】2021年8月22日复诊。患儿大便基本正常，1~2天排便1次，面色逐渐红润，神疲乏力、自汗症状明显减轻。舌淡红苔淡白，脉细。继续予原方7剂。嘱家长注意孩子的饮食调理，适当增加其营养，加强锻炼。

【随诊】随访2个月，患儿未再复发便秘。此时患儿便秘的症状基本消失，通过饮食调理和锻炼巩固疗效，合理的饮食和适当的锻炼有助于增强体质，提高脾胃功能，预防便秘复发。

【按】本案患儿平素脾胃功能较为薄弱，脾胃作为后天之本，是气血生化的源头。脾胃虚弱，使得其无法为身体供应充足的气，造成气虚。气对人体起着推动作用，当气虚时，肠道推动糟粕运行的动力不足，致使大肠传导无力，进而引发便秘。这类便秘有别于实热或气滞型便秘（大便干结如石），患儿即便用力，也难以顺利排出大便。同时，因脾胃虚弱，气血生化无源，患儿还会出现面色㿠白、精神疲倦、气短懒言等症状。从中医诊断来看，正气亏虚致使舌淡苔白，脉象细弱无力，这些均是脾胃虚弱、气虚不运的典型体征。

基于“益气健脾，润肠通便”的原则，首诊采用黄芪汤合四君子汤加减治疗。方中黄芪甘温，能够大补元气、固表止汗，增强机体的推动能力；党参、白术、茯苓构成四君子汤，主要功效为健脾渗湿，从根源上提升脾胃的运化功能，为气血生化提供动力。火麻仁富含油脂，可润滑肠道，让大便易于排出；陈皮则起到理气和中的作用，防止补药滋腻，阻滞气机。

这一案例充分体现了中医“三分治，七分养”的核心理念。在药物治疗取得良好效果后，医生引导患儿进行饮食调理，建议多吃山药、芡实、薏仁等健脾益胃的食物，避免食用生冷、油腻、辛辣等损伤脾胃的食物。同时，鼓励患儿适当增加户外活动，如散步、跳绳等。运动不仅能促进胃肠蠕动，增强消化功能，还能振奋阳气，提升机体抵抗力。通过药物、饮食、运动三方面结合，从整体上改善患儿体质，不仅治愈了当下的便秘问题，还预防了疾病复发，体现出中医治疗兼顾局部与整体、治标与治本的全面性和科学性。

特色疗法

1. 穴位贴敷治疗

（1）大黄、木香各10g，苦杏仁6g。上述中药磨粉，加香麻油少许调制成糊状，然后用胶布神阙穴贴敷，每12小时更换1次。

（2）芒硝、丁香各等量。研为细末，外敷肚脐处，伤湿止痛膏固定，每日换药1次，连续2~3天。适用于食积内热型便秘。

（3）玄明粉、胡椒各5g。研为细末，置于伤湿止痛膏中央，外敷肚脐处固定，每日换药1次，连续3~5天。适用于小儿便秘。

2. 灌肠法　将生大黄末0.1~0.3g放入无菌容器中，加入生理盐水20ml搅拌均匀，保留灌肠。适用于新生儿胎粪性便秘。

3. 坐浴法　小蓟20g，生大黄10g，槐花15g，全瓜蒌20g。每日1剂，水煎成约500ml药汁，先熏洗肛门，再坐浴15~30分钟，每日1~2次，7天为1个疗程。

4. 小儿推拿

（1）补脾土300次，揉外劳宫200次，推三关150次，逆运内八卦300次，揉中脘200次，摩腹顺时针200次，捏脊5遍，每天1次，7天为1个疗程。适用于小儿脾虚便秘。

（2）清大肠300次，退六腑300次，运内八卦100次，按揉阳池300次，按揉足三里50次，推下七节骨100次，摩胁肋100次，摩腹5分钟。适用于小儿便秘属实证者。

5. 针灸法和艾灸法

（1）支沟穴、天枢穴、足三里穴、上巨虚穴，配穴随症加太溪穴、太冲穴等。针灸治疗隔日1次，3次为1个疗程。

（2）选取神阙穴、关元穴、气海穴、足三里穴、脾俞穴、肾俞穴等穴位，采用温和灸，每个穴位灸10~15分钟，每周艾灸2~3次，5~10次为一个疗程。

五、预防调护

（一）日常调护

1. 合理膳食结构 培养小儿良好的饮食习惯，保证膳食均衡。增加富含膳食纤维的食物摄入，如蔬菜（菠菜、芹菜、西蓝花等）、水果（苹果、香蕉、梨等）、全谷类（燕麦、糙米、全麦面包等）。膳食纤维能吸收肠道内的水分，增加粪便体积，促进肠道蠕动，预防便秘。例如，将菠菜切碎加入面条中，或者给孩子吃苹果泥、香蕉泥等。同时要摄入适量蛋白质，如鸡蛋、牛奶、鱼肉、豆类等，为孩子生长发育提供营养支持，但要避免过度食用高蛋白、高脂肪食物，以免加重胃肠负担。

2. 科学喂养方法 对于婴幼儿，提倡母乳喂养，母乳易于消化吸收，能为婴儿提供丰富的营养和免疫物质。在添加辅食时，要遵循由少到多、由稀到稠、由单一到多样的原则，逐渐增加辅食种类，避免过早添加不易消化的食物，如坚果、油炸食品等。控制孩子零食的摄入量，尤其是高糖、高脂肪、高盐的零食，如薯片、糖果、饼干等，这些零食不仅营养成分单一，还会影响孩子正餐食欲，导致饮食不规律，增加便秘风险。鼓励孩子多喝水，每天保证足够的水分摄入。一般来说，婴幼儿每天需水量为100~150ml/kg体重，随着年龄增长，需水量可适当调整。充足的水分能软化大便，使其更容易排出。

（二）生活习惯养成

1. **规律作息**　保证小儿充足的睡眠，养成良好的作息习惯。幼儿每天睡眠时间应保证在12~14小时，学龄前儿童为10~12小时，学龄儿童为9~11小时。规律的作息有助于维持身体正常的生理功能，促进胃肠蠕动的规律性，预防便秘。例如，每天固定时间上床睡觉和起床，让孩子的身体形成生物钟，有利于肠道功能的正常运转。

2. **定时排便训练**　从婴幼儿时期开始，培养定时排便的习惯。一般在孩子进食后半小时左右，让孩子坐在儿童便盆上，每次5~10分钟，每天固定时间进行，帮助孩子建立排便反射。即使孩子没有便意，也不要强迫，坚持一段时间后，孩子会逐渐养成定时排便的习惯，避免大便在肠道内停留时间过长，水分被过度吸收而导致便秘。

3. **适当运动锻炼**　鼓励小儿进行适当的运动，如散步、跑步、跳绳、游泳等。运动能促进胃肠蠕动，增强腹肌力量，有助于排便。对于婴幼儿，可以帮助他们做一些被动运动，如婴儿操、翻身、爬行等；对于较大的孩子，鼓励他们参加户外活动，如每天进行30分钟以上的有氧运动。运动还能增强孩子的体质，提高免疫力，预防疾病。

（三）情志调节

1. **关注心理状态**　小儿的情绪变化对身体健康有重要影响。家长要关注孩子的心理状态，多与孩子沟通交流，了解他们的需求和感受，给予他们关爱和支持。当孩子出现焦虑、紧张、恐惧等不良情绪时，及时进行安抚和疏导。例如，孩子在幼儿园遇到不开心的事情，回家后家长要耐心倾听，帮助孩子缓解情绪，避免情绪问题影响脾胃功能，导致便秘。

2. **营造良好的家庭氛围**　为孩子创造一个温馨、和谐、轻松的家庭氛围，避免在孩子面前争吵、发脾气。家庭环境对孩子的心理健康至关重要，稳定、愉快的家庭氛围有助于孩子保持良好的情绪状态，促进身心健康。家长可以通过讲故事、做游戏等方式与孩子互动，增进亲子关系，让孩子在快乐中成长，减少因情志因素导致的便秘。

（四）疾病的预防与调护

1. **预防外感疾病**　注意气候变化，及时为孩子增减衣物，避免孩子受寒着凉，预防感冒、肺炎等外感疾病。外感疾病可能会影响孩子的消化功能，导致胃肠功能紊乱，引发便秘。在流行性感冒的高发季节，尽量避免带孩子去人员密集的场所，如商场、超市等，减少感染机会。

2. **合理用药**　在孩子患病时，要在医生的指导下合理用药，避免滥用抗生素、泻药等药物。抗生素可能会破坏肠道内正常菌群的平衡，导致肠道功能紊乱；泻药如果使用不当，可能会损伤脾胃，加重便秘。所以，孩子便秘时，不要自行给孩子使用泻药，应先咨询医生，根据孩子的具体情况选择合适的治疗方法。

3. **定期体检**　定期带孩子进行体检，及时发现和处理潜在的健康问题。体检可以了解孩子的生长发育情况、营养状况以及身体各器官的功能状态，对于早期发现和预防便秘等疾病具有重要意义。如果发现孩子有便秘倾向或其他健康问题，应及时就医，采取相应的治疗和干预措施。

（五）推荐食疗方

1. **柏仁芝麻粥**　柏子仁10g、黑芝麻15g、大米50g。柏子仁煎汁，与大米共煮为粥，熟时调入炒香的黑芝麻粉。可养阴润肠，适用于肠燥便秘。

2. **黄芪陈皮猪肉汤**　黄芪10g、陈皮5g、猪肉100g。猪肉切块与黄芪、陈皮同煮至熟。可健脾补气，改善排便无力、便后疲乏。

3. **黑芝麻枸杞粥**　黑芝麻15g、枸杞10g、粳米50g。粳米与黑芝麻同煮1小时左右，熟时加枸杞煮至稠烂。适用于大便干结、口臭舌红属燥热者。

4. **红薯姜糖水**　红薯100g、生姜3g、红糖10g。红薯洗净，切块，放水煮熟后加姜片、红糖煮15分钟。可温中散寒，适用于手脚发冷便秘者。

附录　东莞市中医院儿科学科建设源流

东莞市中医院儿科成立于2004年，目前拥有2个病区，开放床位90张，同时拥有3个门诊部，开展儿科（包括新生儿）各大系统疾病的中西医结合诊疗，在肺病、脾胃、情志病、儿童保健等领域采用中医药特色治疗，取得满意疗效。儿科目前共有专科医生26名，其中主任（中）医师3名、硕士生导师2名、副主任（中）医师5名、主治（中）医师10名、硕士研究生（含在职）6名。拥有呼吸机、心电监护仪、新生儿暖箱及红外开放式抢救台、听力筛选仪、支气管镜、肺功能等仪器设备。目前共开展10多项中医外治法等传统医疗技术，并开展儿童支气管镜检查、新生儿脐静脉置管和肺功能检查等现代诊疗技术，同时拥有总结多年临床经验而研制出的疗效显著、儿科专用的院内中药制剂。科室近5年科研课题有省部级4项、地市级5项。关于儿科诊疗的论文有20余篇，主编及参与编写儿科学术著作8篇，招收及培养硕士研究生7名，有卓越的科研实力。我科擅长结合现代诊疗手段和传统医学方法来治疗儿科各大系统疾病，具备自己中医特色的临床学科。我科是“国家中医优势专科建设单位”“广东省‘十三五’中医重点专科”“东莞市中医药重点（特色）专科”“岭南中医儿科医疗联盟成员单位”“岭南中西医儿科联盟成员单位”等多个联盟单位，还是广东省中医药局“十三五”重点专科建设单位。中医院儿科全体在院党委的领导下，同仁、同心、同德，大力发展自己的优势，为广大患儿提供更优质的医疗服务。

1. **学科带头人**　罗桂平主任医师，毕业于湖北医科大学儿科系（儿科心血管专科）。担任第一届中国中药协会儿童健康与药物研究专业委员会委员、广东省中医药学会儿童保健专业委员会第一届委员会副主任委员、广东省中医药学会儿科专业委员会第七届委员会常务委员、广东省医师协会变态反应工作委员会委员、广东省中医药学会儿科分会常务委员、第一届东莞市中医药学会中西医结合儿科专业委员会主任委员、东莞市医学会儿科分会第四届副主任委员、东莞市医学会新生儿分会第三届委员会常委。

2. 专科建设

（1）中西医结合哮喘专病：临床治疗针对哮喘病人的不同病情和病期，根据中医、西医两法各自的特点，开展中西药物结合雾化吸入、指导哮喘病人的自我管理教育、缓解期及发作期穴位敷贴疗法、过敏原检测、脱敏治疗，充分发挥了中西医结合的优势，取得了很好的临床疗效和社会效益。

（2）肾病专病：将中医传统的辨证施治和西医的辨病相结合，在长期的临床实践和科学研究中，形成了一套“缓解—巩固—根治”的治疗方案，应用中医药减轻激素毒副作用。

（3）脾胃专病：开展中医药、针灸特色治疗，如穴位敷贴、小儿捏脊、小儿推拿、耳穴、艾灸，用于治疗久泻、腹痛、秋季腹泻、厌食、疳积等疾病。

（4）其他特色治疗：包括中药药浴用于治疗新生儿黄疸、小儿发热、湿疹等疾病。

3. 中医传承工作室的建立 2019 年，我院儿科已成立许尤佳名医传承工作室，促进我院儿科医疗、教学及科研水平的进一步提高，许教授工作室团队每月至少 1 次到医院进行医疗及教学查房、门诊、专题报告或科研指导。

4. 科室成果

（1）2019 年东莞市中医院正式成立许尤佳名医传承工作室。

（2）2019 年东莞市中医学会中西医结合儿科专业委员会成立，并由罗桂平主任担任东莞市中医学会中西医结合儿科专业委员会第一届主任委员。

（3）2020 年评为东莞市中医儿科重点专科。

（4）2024 年评为广东省“十三五”中医重点专科。

（5）2024 年被评为国家中医优势专科建设单位。

中医儿科学作为中医学的重要组成部分，历经数千年的发展，形成了独特的理论体系和丰富的临床经验。东莞市中医院儿科在继承传统的基础上，不断创新，形成了独具特色的中西医结合儿科诊疗体系，为儿童健康事业做出了重要贡献。未来，东莞市中医院儿科将继续秉承“传承精华，守正创新”的理念，进一步加强学科建设，提升临床诊疗水平，推动中医儿科学的现代化、国际化发展，为儿童健康保驾护航。

参考文献

[1] 马凤彬 . 何炎燊医案集[M]. 北京：人民卫生出版社，2009.

[2] 黎世明 . 黎炳南儿科经验集[M]. 北京：人民卫生出版社，2004.

[3] 马融 . 全国名老中医儿科病验方[M]. 北京：中国中医药出版社，2022.